AF368808

STOP
OSTEOPOROSIS

STOP OSTEOPOROSIS

PREVENIR Y MEJORAR

QUINCE MINUTOS
DE
EJERCICIOS SENCILLOS

Enriqueta   Martínez   Weiss

© 2018 María Enriqueta Martínez Weiss
Todos los derechos reservados.

ISBN-978-84-09-01212-1
Madrid, 2018.

https://www.enriquetamartinezweiss.com
enriquetamw@gmail.com

*A mis maestras, maestros, alumnas, alumnos,
que con su generosidad me nutrieron de su sabiduría.*

*A todas las personas que cuidan y cuidarán sus cuerpos,
para que la vida les ame.*

Salí a recorrer mundo a la búsqueda de sorpresas, tesoros, proyectos, empresas, aventuras, sueños.

En el camino me crucé con una anciana y un anciano, venerables de sabiduría, comían cada uno una sabrosa manzana, no iban de la mano, no les hacía falta, se sostenían admirablemente en sus propios pies.

— ¡Cuida tu casa!

Me gritaron.

— No tengo.

Contesté.

— Claro que tienes, la llevas puesta, es tu cuerpo, lo único que posees. Mantenlo limpio, activo, sano, firme, que no se desmorone. Dale alimento para su funcionamiento y para su espíritu. Llénalo de amor hacia ti y hacia la vida que te rodea.

¡Cuida tu casa pequeña que es tu cuerpo, tu casa grande que es la tierra y tu casa mayor que es el universo!

Índice

Como en toda obra de este género, debo precisar que su lectura no puede reemplazar en ningún caso la consulta con un médico o médica.

PRÓLOGO

Enriqueta Martínez Weiss es el mejor ejemplo vivo de los beneficios que sus ejercicios para la osteoporosis representan en un ser humano. Tiene setenta y tres años, aparenta cincuenta físicamente y su espíritu es todavía mucho más joven. Es una persona muy sabia, en opinión de quienes la conocemos. Vive investigando y profundizando cada vez más los distintos ejercicios que revierten el proceso de deterioro y envejecimiento humano. Disfruta enormemente de la vida, habita en un pueblo pequeño, donde el aire es puro. Salir a caminar y a correr por el campo es algo cotidiano para ella, a la vez, cuida con esmero su alimentación. Es una persona coherente con lo que enseña.

Me habló de ella Elena, que llegó a mi consulta para trabajar el desarrollo de su escucha y de su voz. Me llamó la atención su buena postura, la respiración libre y la facilidad con la que su voz se expandía. Padecía de una escoliosis de la que varios traumatólogos opinaron que no tenía remedio, que nadara y poco más. Estuvo años sintiendo la sensación de llevar un ladrillo en la cabeza, sin acceso a la energía que intuía en sí misma, con intensos dolores lumbares y de cabeza. Afortunadamente, alguien le recomendó a Enriqueta. Ella le diseñó un programa de ejercicios muy precisos para su caso, con los que pudo mejorar su musculatura y liberarse de tensiones que boqueaban su energía. Ahora se encuentra bien y mejorando su escoliosis, conoce su cuerpo y la técnica adecuada para auto ayudarse. Han pasado ya diez años de aquello, el alivio que supuso esto en la vida de Elena fue impresionante. Un antes y un después. Me hablaba de Enriqueta con tal admiración, que no pude resistirme a conocerla.

Fue un placer descubrirla. Encantadora, llena de compasión por el dolor ajeno y plena de ternura. Tan joven y tan sabia. No podía creer su edad. Conmigo ha hecho una labor de conciencia física, mental y emocional que le agradezco profundamente.

Sus ejercicios para la osteoporosis, para el dolor de espalda y para mejorar mi voz estimulando el diafragma, han sido claves y enormemente satisfactorios los resultados. Son muchas las personas que conozco, que se han visto acompañadas por ella, todas, sin excepción, están encantadas como Elena y como yo.

A veces se cruza un Ser Humano estupendo en nuestro camino y cambiamos el rumbo de la enfermedad hacia la salud. Este ha sido mi caso y el de muchas otras personas con Enriqueta.

He leído el libro, me parece una joya tener los ejercicios para la osteoporosis a mano y tan bien explicados.

Es admirable la energía que tiene Enriqueta. Me encanta verla en movimiento y disfrutar en sus cursos y seminarios, la facilidad con que nos lleva al logro de un movimiento placentero, armónico y saludable.

Recomiendo este libro con la convicción que es un legado y una ayuda de inestimable valor para la salud de todos nosotros.

Deseo y espero más publicaciones de sus investigaciones sobre el cuidado y bienestar de las personas realizadas durante tantos años.

Ahora vamos a disfrutar de este magnífico libro para cambiar nuestra energía cada día.

Mari Cruz Domínguez Rodríguez
Arte Terapeuta Vocal

PREFACIO

¿Qué ocurre a muchas personas que sufren y están impedidas de llevar una vida plena, de tener la libertad de pasear, de jugar con sus nietos y nietas, de disfrutar de un cuerpo vital?

La debilidad y el deterioro de los huesos, la dolencia llamada osteoporosis, afecta a una gran parte de la población mundial. En los países pobres es causada en general por una alimentación deficitaria. En los países ricos, la inmovilidad, los hábitos erróneos en la elección de los alimentos y en la forma de elaborarlos, las costumbres que impulsan a la ausencia de ejercicio y a la represión de la alegría, son responsables en gran medida, de que gran parte de la población sufra esta dolencia.

El mejor recurso para gestionar una buena salud y en especial la de nuestro esqueleto, es poner en práctica la mejor medicina: "la prevención". A nuestro cuerpo lo debemos cuidar desde la niñez y si las condiciones de vida no nos son gravemente adversas, siempre tendremos a nuestro alcance los recursos mínimos para lograrlo. Cuando se ha llegado a la situación en la que el cuerpo está dañado, siempre se puede hacer algo por mejorarlo y garantizar que no siga avanzando el deterioro.

¿Se nos enseña cómo cuidar nuestro cuerpo usando sus propios recursos naturales? ¿Se nos informa claramente sobre los beneficios de cuidarnos y los problemas que acarrea no hacerlo?

A lo largo de mi vida y de mi trabajo profesional, he sentido la necesidad de conectarme con las leyes básicas que nos mantienen vivos y vivas. Aunque nuestro organismo tiene una compleja organización, sus mecanismos y necesidades para conservarnos con vida, son fáciles de entender. A la especie animal a la que pertenecemos, los mamíferos, le son indispensables para mantenerlos vivos y garantizar la especie, cinco acciones básicas: respiración, alimentación, reproducción, movimiento, excreción. Somos gregarios, gregarias, vivimos en grupos para ayudarnos y cuidarnos, lo que está muy desarrollado en la especie humana, debido a la gran evolución de su inteligencia, dando lugar a conductas como el respeto y la libertad.

¿Cómo es que estas leyes son alteradas de manera sistemática en las sociedades en las que vivimos, llevándonos a estados de enfermedad y de pérdida de libertad? Seguramente porque algunas personas las manipulan, distorsionan y de esta forma engañan y obligan, para sacar beneficios. En la actualidad, en muchas sociedades esta es una práctica habitual, donde poderosos y menos poderosos la ejercen. Así estamos, vamos perdiendo la libertad de cuidar y respetar nuestro cuerpo y el de los semejantes. Perdiendo la capacidad de resolver problemas naturales en forma natural, el gran mercado aprovecha a vender recetas y ayudas mágicas para mitigar las dificultades que genera el no vivir en salud.

¿Es posible que hacer ejercicios se convierta en una necesidad importante y cotidiana?

¿Es posible ser el artífice de la propia libertad, de decidir y en este caso, decidir no padecer osteoporosis?

Con este libro, entrego un aporte para el cuidado de nuestra persona, con la convicción de que servirá para fomentar la capacidad de auto gestionarnos y la libertad de elegir los mecanismos naturales, generadores de salud, que llevamos en nuestro cuerpo.

¿Queréis tener huesos sanos, saludables y vitalidad para disfrutar hasta muy avanzada edad de la vida y el movimiento? Os invito a comenzar la acción.

1

¿QUÉ DEBO SABER SOBRE MIS
HUESOS?
¿CÓMO PUEDO CUIDARLOS?

SALUD DE LOS HUESOS

DEJAD QUE LOS NIÑOS JUEGUEN,
CORRAN, SALTEN, GRITEN, RÍAN,
QUE REGRESEN DE SUS JUEGOS CON
HAMBRE Y COMAN CON ALEGRÍA.

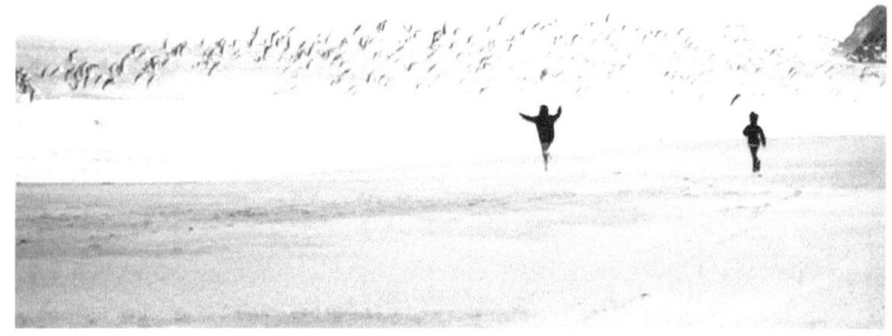

Durante la niñez y la adolescencia, crecen y se fortalecen los huesos.

Si en esta etapa de la vida, se garantizan unos huesos bien mineralizados, éstos funcionarán como una reserva para ceder calcio cuando el organismo lo necesite, en circunstancias especiales, como embarazos, edad, enfermedades, etc., con lo que no peligrará la integridad de los mismos.

Para tener huesos fuertes y sanos, necesitamos una buena alimentación, rica en calcio y vitamina D, un aporte hormonal adecuado y una actividad muscular moderada. En la edad adulta, suele ocurrir que se descuidan estos aspectos, debido a una vida llena de responsabilidades laborales y familiares. Con frecuencia se come mal, con prisas, falta tiempo y hay cansancio. Esta realidad dificulta la disposición para alimentarse bien y hacer ejercicio, factores importantes en el cuidado de los huesos. Cuando las obligaciones menguan y la edad avanza, a veces es muy difícil cambiar los hábitos en cuanto a alimentación y movimiento.

Tener información sobre importantes aspectos de la salud de los huesos, nos ayudará a poseer más recursos a la hora de planificar conductas apropiadas para mantenerlos en óptimo estado.

La práctica de ejercicios debe comenzar desde la niñez y la adolescencia. En la edad adulta, que es el momento en que comienza la pérdida de densidad ósea, comprender los procesos y necesidades de los huesos, motivará a cuidarlos.

Si por diferentes razones, no ha sido posible en etapas de la vida alimentarse bien, o no se ha tenido la oportunidad de realizar ejercicios o actividades físicas, es posible y conveniente, con algunos cambios simples y viables de nuestros hábitos, comenzar a revertir la situación, en cualquier etapa de la vida.

La naturaleza es tan generosa, que si ofrecemos al cuerpo lo que necesita, lo tomará y mejorará nuestra salud ósea.

Pensando en esta realidad y en la necesidad que tiene este sector de la población de realizar una actividad física que le ayude al cuidado de sus huesos y a disfrutar una vida agradable y saludable, he ideado un conjunto de ejercicios que pueden realizarse tranquilamente en casa La serie completa de ejercicios, tiene una duración total de diez a quince minutos, aproximadamente. Resultan fáciles de hacer, solo se necesita un pequeño espacio y una pared donde apoyarse. Realizados habitualmente proporcionan un entrenamiento básico, que otorgará flexibilidad, fortaleza y dinamismo al cuerpo, favoreciendo la salud de los huesos. Los ejercicios estimulan sensaciones y percepciones, organizando la conciencia corporal. Activan hormonas a partir del placer, muy importantes para la salud física y psíquica.

La práctica constante de los ejercicios ayudará a disfrutar de un cuerpo sano y ágil, preparando el camino hacia el deseo de complementar con diversas actividades de movimiento y paseos al aire libre, cuando las circunstancias lo permitan.

Conocer información básica sobre osteoporosis, recibir sugerencias sobre alimentación, conductas saludables, criterios y conceptos sobre los que se fundamentan los ejercicios, expuestos de una forma sencilla, ayudará a comprender su importancia y motivar hacia la acción.

La serie de ejercicios aquí expuestos, se pueden realizar en forma auto gestionada, también pueden ser incorporados a clases grupales, integrándolos a diferentes actividades, o repitiendo la serie varias veces.

¿QUÉ ES LA OSTEOPOROSIS?

La osteoporosis, se define como un estado avanzado de la pérdida de calcio en los huesos, por lo que se vuelven porosos y frágiles.

El médico o médica, pedirá una prueba para evaluar cómo se encuentra el estado de los huesos, ésta es la "densitometría ósea" y los resultados se clasificarán en:

Normal, donde la masa ósea es la correcta para la media de la edad.

Osteopenia, en la que se muestra una pérdida aceptable de masa ósea, aunque nos advierte la necesidad de cuidarnos con el ejercicio y la alimentación.

Osteoporosis, en donde existe una pérdida significativa de masa ósea, por lo que debemos hacer tratamiento, ejercicios y cuidar la alimentación.

Osteoporosis establecida, en donde la pérdida de masa ósea ha ocasionado una fractura.

Cuando la desmineralización afecta a la estructura esponjosa del hueso, éste se debilita, como en el aplastamiento de las vértebras.

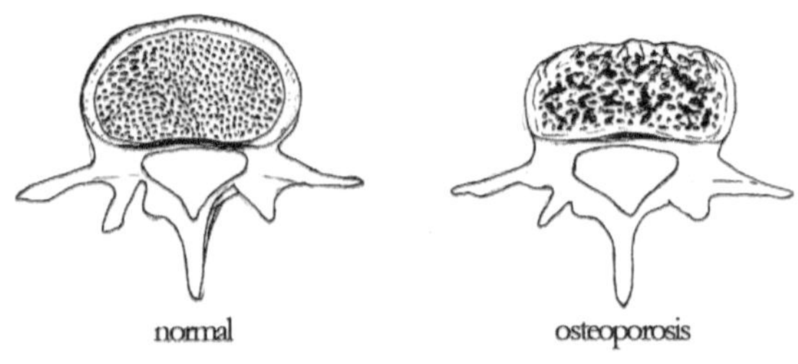

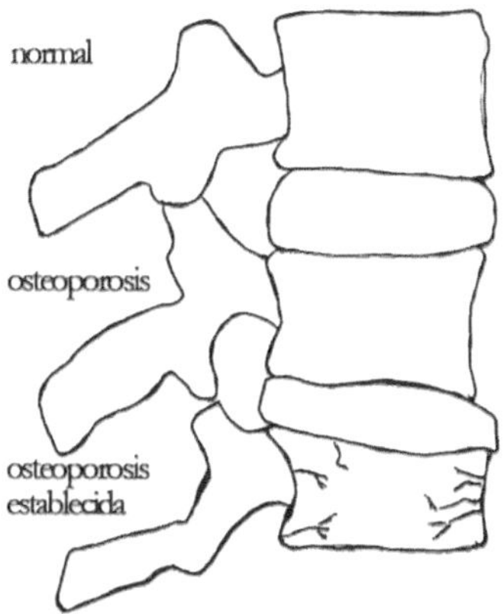

Otras veces, afecta a la capa externa compacta del hueso, produciéndose fracturas, como las del cuello del fémur, muy frecuentes en personas ancianas.

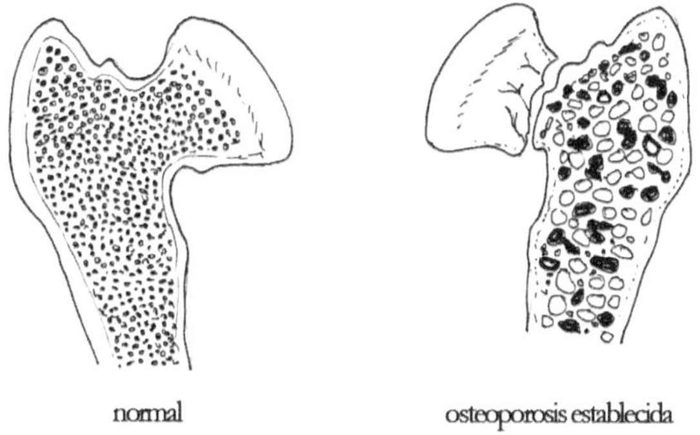

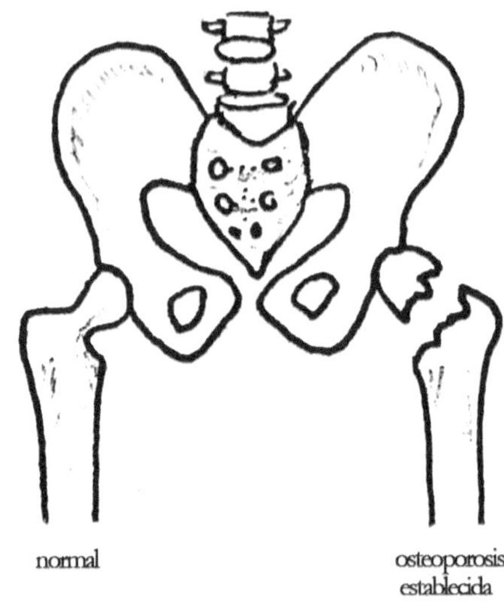

Una insuficiente ingestión de calcio y déficit de vitamina D, en forma constante o por largos periodos, es una de las causas de raquitismo en la niñez y de osteoporosis en personas adultas.

En algunas osteoporosis, es probable que intervengan otros factores, como insuficiente activación de la vitamina D en el riñón, exceso de fósforo, escasez de flúor o de vitamina C, falta o exceso de proteínas, algunas enfermedades, desequilibrios hormonales (como exceso de corticoides, alteración en la producción de la hormona paratiroidea, deficiencia de calcitonina, disminución de hormonas sexuales, etc.), largos periodos de inmovilidad debido a traumatismos y un sedentarismo extremo.

LOS HUESOS

El hueso en su estructura química, es fundamentalmente la combinación de una proteína, el colágeno y un mineral, la hidroxiapatita, compuesta por calcio, fósforo y agua.

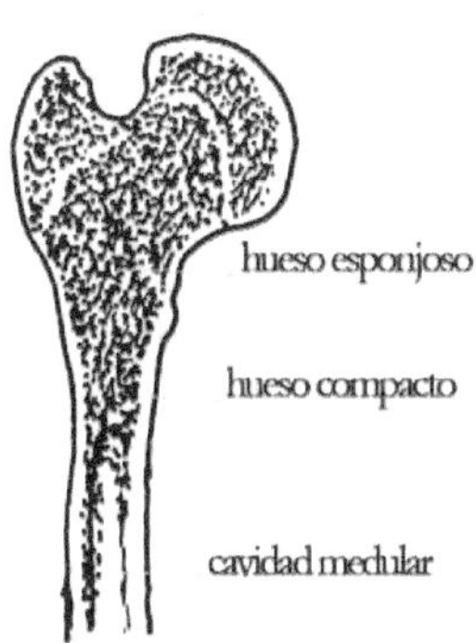

Esta combinación, otorga a los huesos propiedades de resistencia similares al acero y a la vez los dota de elasticidad.

Los huesos son livianos, fuertes y flexibles, pueden deformarse y absorber los impactos sin romperse.

En la zona cortical se sitúa el hueso compacto, es denso y está diseñado para resistir fuerzas.

En la zona interna se sitúa el hueso esponjoso formado por laminillas óseas, es resistente a las fuerzas de tracción, de compresión y flexión, las que se trasmiten al hueso compacto.

En el interior se encuentra la cavidad medular, que trasmite fuerzas y aumenta la resistencia a la flexión. Estas cavidades o canales están llenos de médula ósea roja, la que da lugar a la formación de células sanguíneas y médula amarilla, que almacena grasa como reserva.

Los huesos son el armazón del cuerpo, protegen órganos vitales, cumplen una función importante en los procesos inmunológicos y son reservorio de minerales, como calcio y fosfatos, necesarios para funciones esenciales, como la conducción nerviosa y la contracción de los músculos del corazón.

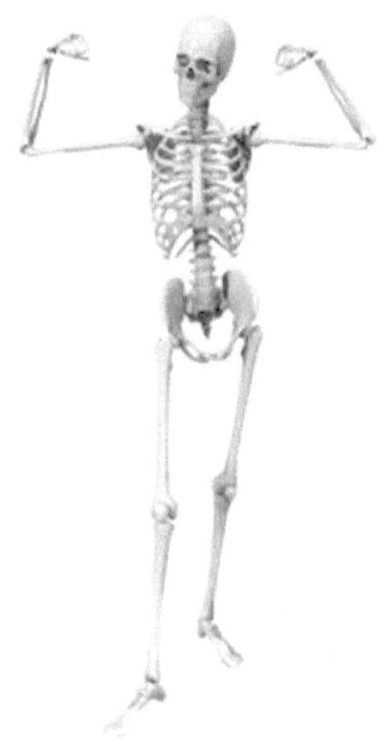

Entre doscientos seis y doscientos cuarenta huesos, se organizan conformando el esqueleto humano.

El esqueleto humano es una estructura articulada que determina en gran parte la forma y el tamaño del cuerpo. Está diseñada para que los músculos actúen sobre ella y generen los movimientos del cuerpo. Durante toda la vida, el esqueleto está cambiando continuamente.

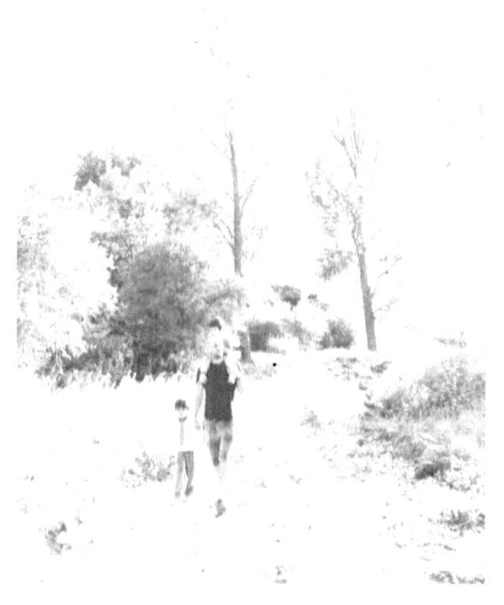

Diferentes estudios científicos, coinciden en afirmar que la masa ósea de una persona aumenta durante la infancia y la adolescencia, alcanzando su pico máximo entre los dieciocho y veintiocho años. Otros estudios lo establecen entre los treinta y treinta y cinco años. Una vez alcanzado este pico, tanto hombres como mujeres, en los diez años siguientes, comienzan a perder hueso a un promedio de 0,3% a 1,0 % anual. En las mujeres, con la menopausia, debido a la deficiencia de estrógenos, se pierde un 3% anual durante una media de diez años, volviendo luego al 0,3% y 1,0% anual anterior. Estas pérdidas de masa ósea pueden ser revertidas en gran medida con una buena alimentación y ejercicios adecuados.

En el crecimiento los huesos alteran tamaño y forma por un proceso llamado "modelación", por el que se genera hueso en una superficie del mismo y se reabsorbe en la otra. Por este proceso, durante la niñez y adolescencia los huesos crecen en grosor y tamaño. Si durante estas etapas hay una buena alimentación, se realizan frecuentemente deportes y juegos que impliquen correr, saltar y se expone el cuerpo a la luz solar, los huesos serán fuertes y tendrán una buena densidad ósea.

Una vez que el hueso deja de crecer, se produce una renovación constante por el proceso de "remodelación", que forma hueso donde éste desaparece, renovando así el tejido óseo. De esta forma se eliminan daños causados por fatiga y se evitan cambios en la arquitectura ósea.

HUESOS Y ALIMENTACIÓN

Los alimentos que comemos contienen una variedad de vitaminas, minerales y otros nutrientes importantes que ayudan a mantener el cuerpo sano.

Para tener huesos fuertes se necesitan principalmente tres nutrientes: calcio, fósforo y vitamina D. Hay variados alimentos que nos aportan calcio, en algunos es más fácil asimilarlo por la forma en que se presenta, como en los lácteos (se asimila un 70%).

El calcio (ca) interviene en importantes funciones como la trasmisión del impulso nervioso, la regulación de la sangre, la contractilidad y excitabilidad muscular, el ritmo cardiaco, el funcionamiento de las membranas celulares, la permeabilidad de los vasos capilares, la activación de enzimas, la formación de los dientes y el esqueleto (los huesos están compuestos principalmente de calcio y fósforo).

La calcemia, cantidad de calcio que hay en la sangre, se tiene que mantener constante dentro de ciertos límites para evitar problemas serios. Esto se garantiza por medio de un sistema regulador, que utiliza los huesos como "depósito central" en el que se puede meter o sacar calcio según convenga, por lo que la materia ósea se está destruyendo y reconstruyendo continuamente. En esta regulación intervienen, el calcio de los alimentos absorbido por los intestinos, el calcio de los huesos, la vitamina D (ayuda a que el calcio de los alimentos se absorba mejor en los intestinos y que disminuya la cantidad de calcio que se va por la orina), la hormona paratiroidea, que es secretada por la glándula paratiroidea, (se activa cuando la calcemia baja, activando la vitamina D y movilizando el calcio de los huesos) y la calcitonina (secretada por la glándula tiroides, aumenta cuando la calcemia está alta, bloqueando la movilización ósea).

La vitamina D es importante en la absorción intestinal de calcio, pues sin ella, gran parte se iría por las heces. La mayor cantidad de vitamina D es aportada por el sol, el cuerpo la produce cuando la piel se expone directamente al sol. Suelen ser suficientes, de diez a quince minutos al sol directo, tres veces en semana, cara, brazos, piernas o espalda, sin protector solar. En los alimentos se encuentra en pequeñas cantidades en setas, pescados azules, lácteos, huevo.

La cantidad de calcio que se absorbe de los alimentos oscila entre el quince por ciento y el sesenta por ciento, depende de las necesidades y de la cantidad que contiene la dieta. La absorción del calcio de los alimentos, se ve favorecida por la presencia de lactosa (lácteos), fructuosa (frutas), insulina, proteínas, vitamina C y algo de grasa. La absorción se ve disminuida con el exceso de grasas (los ácidos grasos forman jabones con el calcio), exceso grande de sodio, fósforo, alcohol, sulfatos y sobre todo de ácidos oxálico y fítico, estos ácidos forman con el calcio sales y complejos insolubles que no pueden absorberse. Casi todas las plantas contienen en mayor o menor medida estos ácidos. Si estos vegetales tienen calcio en mayor cantidad que ácidos, pueden ser beneficiosos, en cambio, si contienen más ácidos que calcio, se consideran desmineralizantes. Algunos alimentos son ricos en oxalatos como las espinacas, la remolacha roja, el cacao y el té. El ácido fítico abunda en los alimentos ricos en fibras y en la cáscara de las semillas. Todos estos ácidos son importantes para el organismo, pero en mucha cantidad favorecen la no absorción del calcio en el intestino.

Es útil tener en cuenta esta información, a la hora de preparar nuestras comidas. Si la cantidad de estas verduras son excesivas en nuestras dietas, producirán una pérdida de minerales en los huesos. De igual manera, si abusamos de las combinaciones de este tipo de verduras, por ejemplo con lácteos, impediremos la asimilación del calcio que éstos contienen.

Las necesidades de calcio están relacionadas con las de fósforo, por lo que ambos deben encontrarse presentes en la dieta, en una proporción parecida.

Diferentes estudios coinciden en que según la edad y circunstancias, se necesita consumir diariamente las siguientes cantidades de calcio.

Bebés de
0 a 6 meses: 200 mg.
6 a 12 meses: 260 mg.

Niños de
1 a 3 años: 700 mg.
4 a 8 años: 1.000 mg.
9 a 13 años: 1.300 mg.

Adolescentes de
14 a 18 años: 1.300 mg.

Adultos y adultas de
19 a 30 años: 1.000 mg.
31 a 50 años: 1.000 mg.
51 a 70 años sexo masculino: 1.000 mg.
51 a 70 años sexo femenino: 1.200 mg.

Más de 70 años: 1.200 mg

14 a 18 años, embarazadas/amamantando: 1.300 mg.

19 a 50 años, embarazadas/amamantando: 1.000 mg.

Nuestra alimentación debe ser variada y acorde con lo que la naturaleza nos ofrece en cada lugar del planeta en el que habitamos, donde siempre encontraremos alimentos nutrientes y ricos en calcio.
A continuación, presento una selección de algunos alimentos ricos en calcio, que nos aportará una idea a la hora de elegirlos.

Medida aproximada 100 g de alimento por mg de calcio.

Lácteos:
Quesos duros 1.100 mg
Quesos frescos 400 mg
Quesos tipo burgo, requesón 100 mg

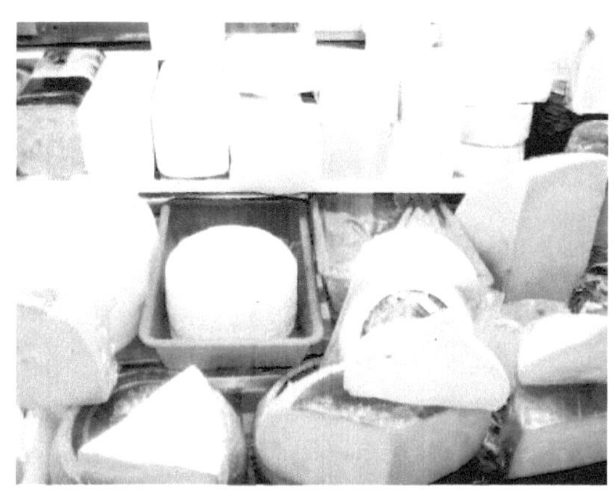

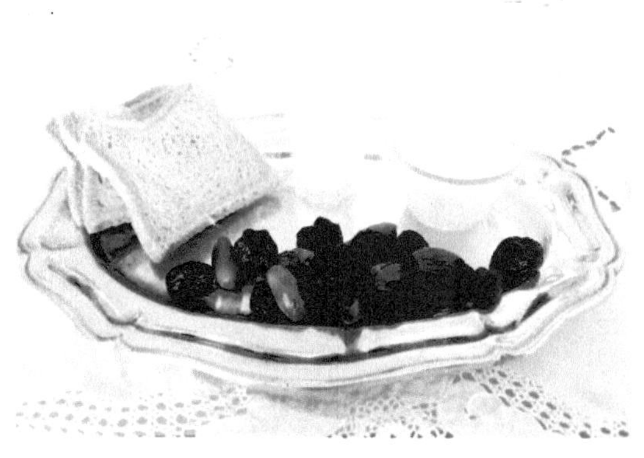

Leche 130 mg

Yogurt 130 mg

Leche de soja, de arroz, enriquecidas con calcio de 80 mg a 200 mg

Reino animal:

Conejo, cordero, vacuno 16 mg

Huevo 60 mg

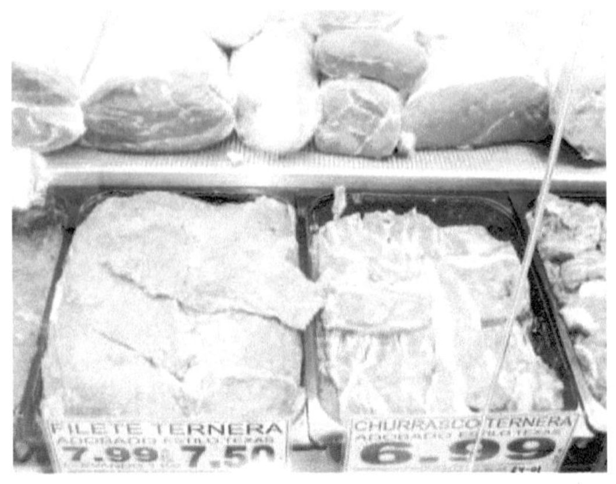

Mariscos 45 mg
Aves 18 mg
Cerdo 18 mg
Jamón de cerdo y otros 10 mg

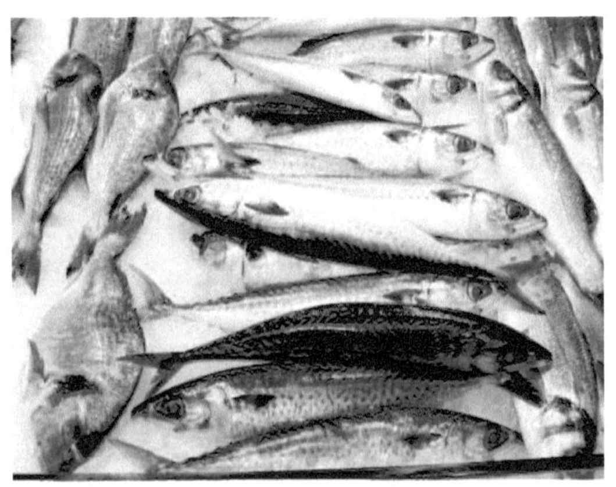

Pescados secos o salados 3000 mg
Pescados enlatados 240 mg
Pescados frescos 15 mg a 60 mg

Cereales:

Avena 250 mg

Amaranto 153 mg

Pan blanco 151 mg

Trigo o espelta partido 110 mg

Pan integral 72 mg

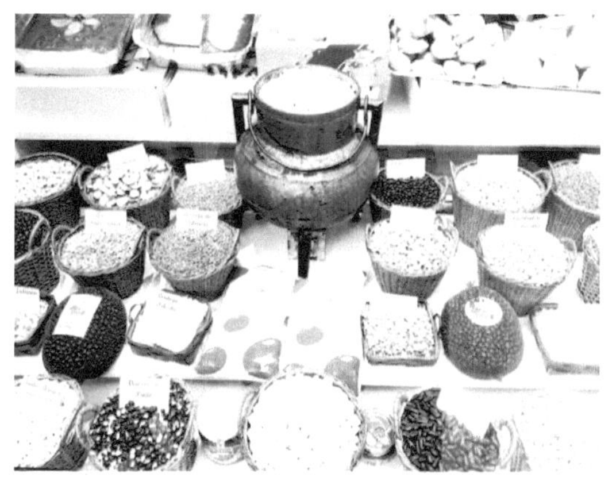

Centeno 33 mg

Arroz integral 33 mg

Cebada 29 mg

Arroz blanco 11 mg

Leguminosas, granos secos, alubias 240 mg

Soja 277 mg

Almendra 216 mg

Lenteja, haba 60 mg

Avellana, sésamo 149 mg

Nueces, maní y otras 60 mg

Verduras:
Nabo hojas 190 mg
Perejil fresco 138 mg
Remolacha hojas 117 mg

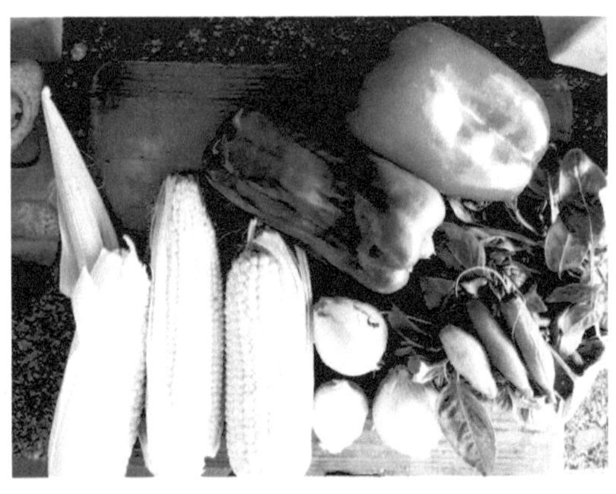

Repollo 62 mg
Zanahoria 30 mg
Patatas 15 mg
Berenjenas, acelgas, cebolla, calabaza, endivia, escarola, espárrago, coliflor, entre 20 mg a 60 mg
Tomate rojo 10 mg

Frutas:
Higo deshidratado 162 mg
Albaricoque 60 mg
Uva pasa 50 mg
Naranja, mandarina 40 mg
Frutas secas 38 mg
Kiwi 34 mg

Mora 29 mg
Limón 26 mg

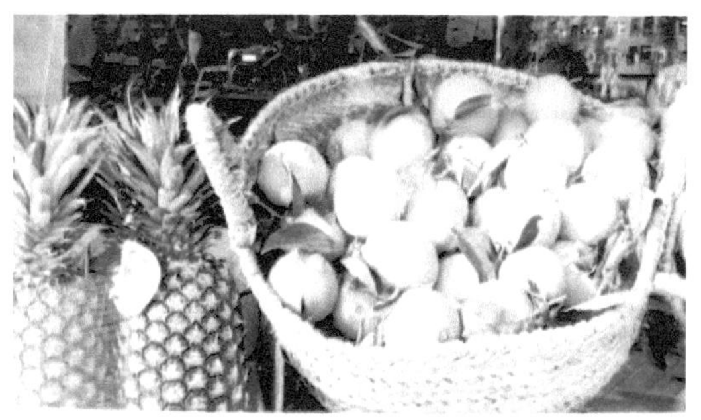

Níspero 16 mg
Cereza 16 mg
Coco pulpa 14 mg
Melocotón 13 mg
Piña 13 mg
Mango 12 mg

Los quesos duros suelen contener un alto porcentaje en grasas. Los pescados salados tienen un alto porcentaje de sodio. Consulte a su médico o médica sobre su consumo.

HUESOS, GLÁNDULAS Y SISTEMA NERVIOSO

Para tener huesos fuertes, necesitamos una alimentación que provea los elementos necesarios y un organismo que funcione adecuadamente para lograr y mantener una buena densidad ósea

El sistema nervioso es el gran organizador y coordinador del funcionamiento del cuerpo. Trabaja para mantenernos con vida, nos da la oportunidad de crecer y desarrollarnos en infinidad de aspectos, genera conductas y pensamientos, nos posibilita ser inteligentes.

Nuestras conductas personales y sociales, movidas por las ideas y sentimientos que tenemos de nuestra persona, de los demás y del planeta que habitamos, mandarán mensajes a nuestro sistema nervioso para que nos organice de una determinada forma. Los resultados serán muy diferentes si estos mensajes actúan construyendo vida o destruyéndola.

El sistema hormonal es sensible también a estas conductas, hay diferencia en vivir continuamente con hormonas del estrés, que desorganizan el organismo, a vivir con las de bienestar que lo armonizan.

Si lo que nos rodea oprime, hagamos un esfuerzo por cambiar nuestras ideas y nuestras acciones, empezando por el cuidado de nuestro cuerpo, lo que implica una conducta de liberación y respeto por la vida.

El sistema nervioso en los animales es el encargado de organizar el funcionamiento interno del organismo, conectar el cuerpo con el mundo externo, procesar la

información que le llega del mundo exterior, coordinarla
con información interna y elaborar conductas necesarias
para vivir.

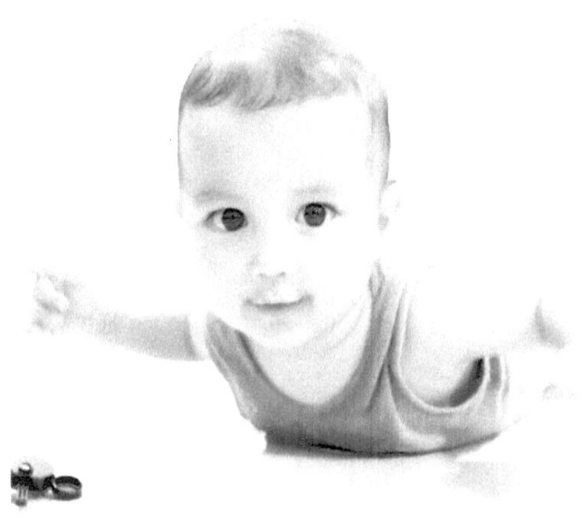

La especie humana trae al nacer su propio plan básico
para mantener la vida, diseñado genéticamente y a partir
de ello, con los cuidados, la alimentación, la educación, se
armará la compleja estructura del ser humano social.

SISTEMA NERVIOSO

Componen el sistema nervioso central, el encéfalo y la médula espinal.

El encéfalo, está situado y protegido dentro de la cavidad del cráneo, lo constituyen el cerebro, el tronco cerebral y el cerebelo.

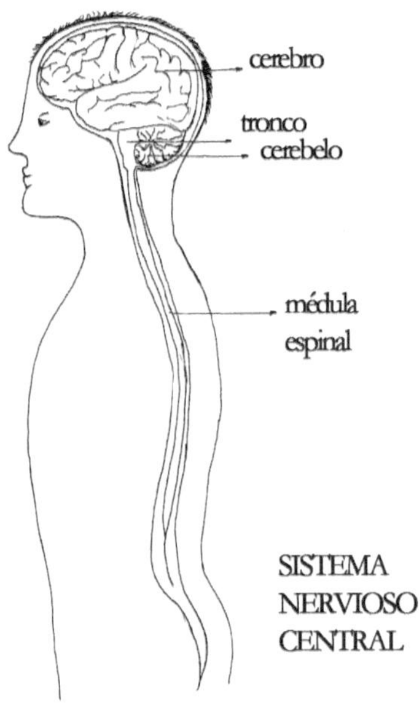

El cerebro es el encargado de recibir, integrar, coordinar y organizar la información que recibe. Gestiona conductas básicas como hambre, vigilia, alerta, sed, sueño, agresión, conductas sexuales y las emociones. Se encarga de

46

seleccionar, elaborar y anticipar conductas. La zona más evolucionada, la corteza cerebral, es la responsable de funciones complejas superiores, como pensamiento, lenguaje, creatividad, etc.

El tronco cerebral, es la zona de comunicación entre encéfalo, médula espinal y nervios, se encarga de controlar funciones vitales.

El cerebelo, coordina los movimientos no voluntarios.

La médula espinal, situada en el conducto raquídeo envía información al encéfalo y recibe órdenes de él para convertirlas en acción.

Las tareas también son repartidas a la hora de hacer efectiva una acción, ya sea ésta voluntaria o involuntaria.

Cada sistema tiene sus funciones:

El sistema nervioso central es el encargado de recibir información, integrarla, seleccionarla, procesarla y elaborar respuestas y conductas complejas.

El sistema nervioso autónomo o neurovegetativo, organiza el funcionamiento de los órganos internos. Lo componen raíces, plexos y troncos nerviosos, que como una red de cables llegan a los órganos para hacerlos funcionar. La mayor parte de las acciones que controla son no voluntarias, como la inervación motora y sensitiva de las vísceras, de los músculos lisos y del corazón.

El sistema nervioso periférico es el responsable de nuestras sensaciones, del movimiento y de la conexión entre el mundo interno y externo. Lo conforman una extensa red de nervios y receptores que envían información al sistema nervioso central, donde se elaboran órdenes y conductas. Los encargados de ejecutar estas órdenes, son en general glándulas y músculos, considerados efectores del sistema nervioso periférico.

El funcionamiento en equipo es una característica de nuestro organismo, de manera que estos sistemas están intercomunicados entre sí y se necesitan mutuamente para lograr un buen funcionamiento del cuerpo y mantenerlo con vida.

El sistema nervioso también organiza, regula y coordina el funcionamiento hormonal, el que juega un papel muy importante en la salud de los huesos.

HORMONAS Y SISTEMA NERVIOSO

Las hormonas, son sustancias químicas, que secretan células especializadas, como glándulas u otros tejidos. Su función es actuar como mensajeras para provocar una determinada reacción en el organismo.

En el cerebro, en una zona llamada diencéfalo, se encuentra el hipotálamo, en donde se gestionan, entre muchas conductas las emociones y donde se secretan sustancias que influyen en la hipófisis.

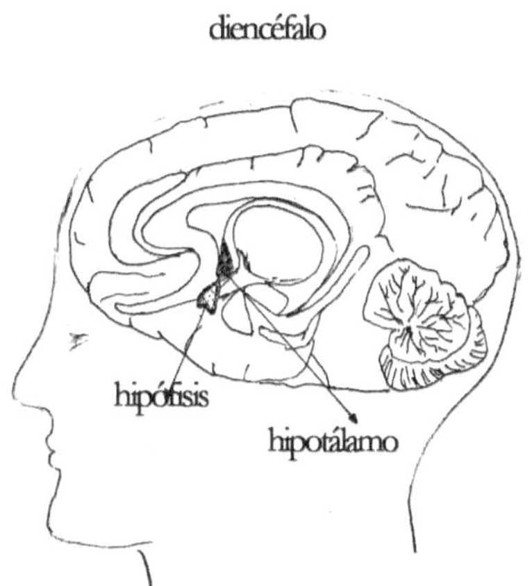

También llamada pituitaria, la hipófisis es una glándula muy compleja, situada en la base del cráneo.

La hipófisis es la encargada de regular y controlar a otras glándulas, como la paratiroides, tiroides y las glándulas sexuales, cuyas hormonas son factores determinantes en la regulación de la densidad ósea

El cerebro produce sustancias propias, las neurohormonas, los neurotransmisores, los neuromoduladores, hay una específica para cada necesidad, como las que intervienen en los estados de alerta, placer, dolor, motivación, creatividad, actividad motora, etc.

Como vemos, existe interrelación y comunicación entre sistema nervioso, hormonas y conductas.

Si se envían, a través de reiteradas acciones, mensajes de miedo, paralización, tensión, irritabilidad, el sistema nervioso y el cuerpo se prepararán para vencer el real o supuesto peligro. Lo hará respondiendo con tensión muscular y secretando sustancias que intervienen en la alerta y el estrés. Si en cambio, se envían mensajes de actividad, libertad y deseos de vivir, se pondrán en funcionamiento hormonas de bienestar y vitalidad.

Cuando estamos de buen ánimo, realizando una actividad que nos resulta interesante, se secretan sustancias que impulsan a continuar con ella. A su vez, el seguir con la acción genera más hormonas y sustancias mediadoras del estado agradable. El placer pide más placer, es esta la explicación de cómo nos volvemos adictos, adictas, al ejercicio, al baile, a la música, dependencias muy beneficiosas para la salud. Producimos hormonas de bienestar, oxitocina por ejemplo, cuando sentimos ternura, encefalinas para suavizar el dolor, endorfinas cuando estamos

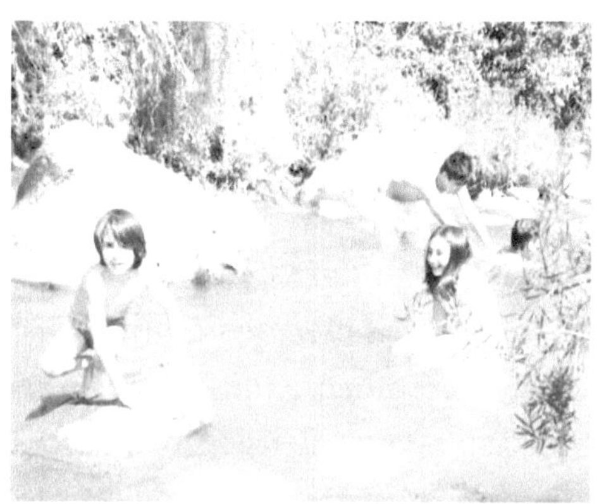

alegres, nos divertimos y disfrutamos el placer, serotonina para mantener equilibrado nuestro estado de ánimo y así muchas más.

Es posible, que el descenso en la producción de hormonas sexuales en la menopausia, altere mecanismos reguladores. Esto es debido a que los ovarios ya no responden a las órdenes de las hormonas secretadas por la hipófisis, para que comience la ovulación. Si el cerebro interpretase en forma confusa esta situación, podría complicarla enviando mensajes negativos al cuerpo y favoreciendo de esta forma desequilibrios como, alteraciones del sueño, fatiga, depresión, cefalea, dolor articular, pérdida del deseo sexual, atrofia urogenital, osteoporosis, que a menudo aparecen en mayor o menor grado en mujeres que atraviesan la menopausia.

El centro termorregulador hipotalámico, es posible que también se vea alterado en la menopausia, lo que explicaría los odiosos sofocos, que agotan la paciencia y la energía de las mujeres que los sufren.

Si las conductas, la actividad cerebral y hormonal, se interrelacionan entre ellas, nos lleva a reflexionar sobre la importancia que tiene nuestra manera de vivir en la salud. Pienso que, si actuamos desde las conductas de manera apropiada, podemos influir sobre los otros sistemas y mitigar de esta forma los efectos negativos.

Sentir el cuerpo placenteramente, moverse con energía y alegría, realizar actividades físicas, creativas, desarrollar el intelecto, comunicarse y relacionarse con otras personas de forma positiva, empoderarse, serán algunas de las conductas que favorecen la salud y la armonía en estos momentos de la vida de la mujer.

La naturaleza nos diseña para tener huesos fuertes hasta la edad adulta, luego tiende a no interesarse más por nuestra fortaleza ósea.

Como vivimos normalmente más allá de los cuarenta años, si queremos hacerlo plenamente, con salud y energía, es conveniente y necesario hacerse cargo de ello, optimizando nuestra calidad de vida, con los aportes que la ciencia y las diversas disciplinas afines nos ofrecen.

Los mensajes de placer, alegría y juventud, influyen de una manera positiva en todo el cuerpo, contrarrestando los procesos de envejecimiento.

Todas las actividades físicas que producen placer nos unen y conectan con la vida, influyen positivamente en el cuerpo y en las emociones, activando pensamientos y hormonas que informan a nuestro cerebro, de que estamos bien, jóvenes y activas, activos, aunque tengamos muchos años.

Algo similar ocurre en nuestra relación con las comidas. Nos enviamos mensajes positivos cuando comemos con placer alimentos que nos gustan, favorecen nuestra salud y estamos convencidas, convencidos de ello.

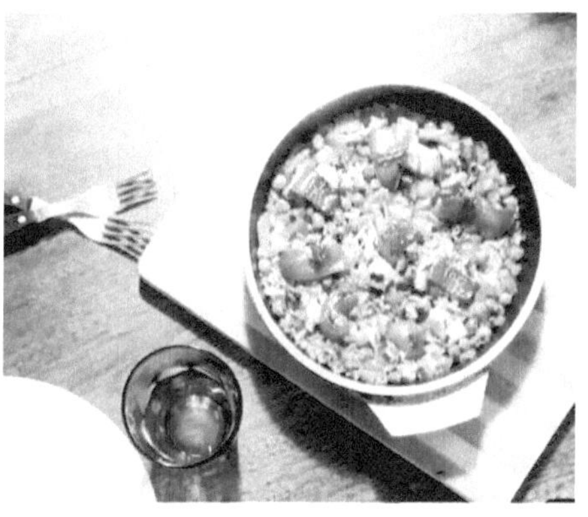

La búsqueda curiosa de diferentes comidas, con sabores y olores nuevos, abrirá fronteras en nuestras costumbres y hábitos, llevándonos a desprendernos de prejuicios, que en general esconden miedo a lo desconocido.

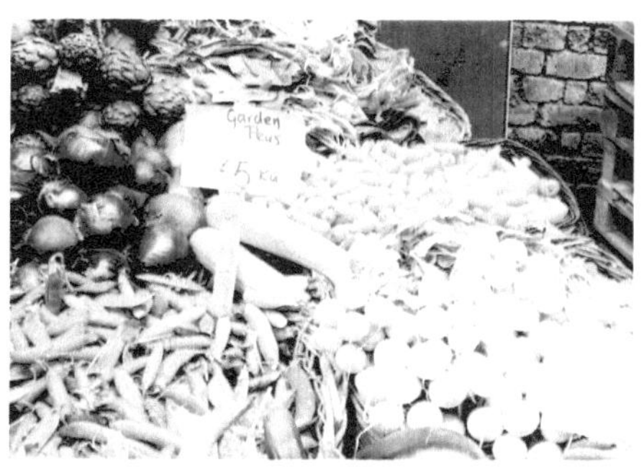

Comer con placer alimentos variados, seleccionándolos con criterio saludable y ecológico, con información e inteligencia.

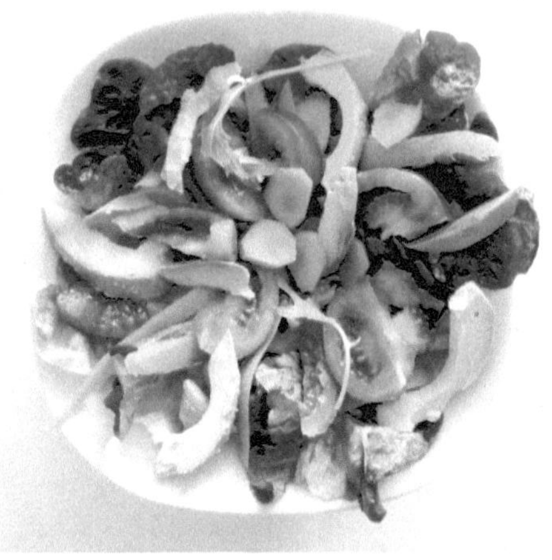

Disfrutar al preparar de formas diversas y creativas los alimentos, saborear los que se puedan comer con poca elaboración o crudos.

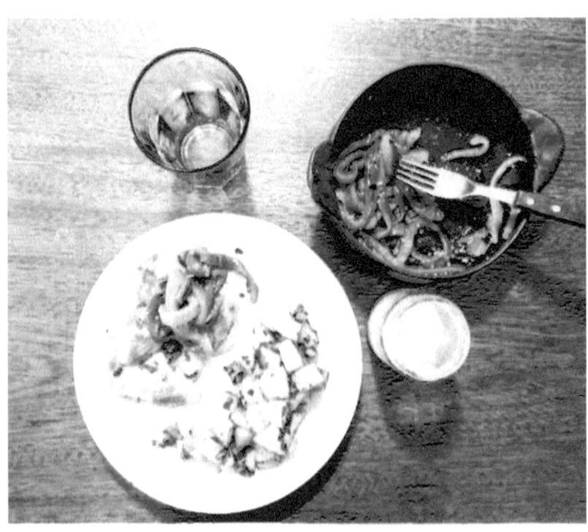

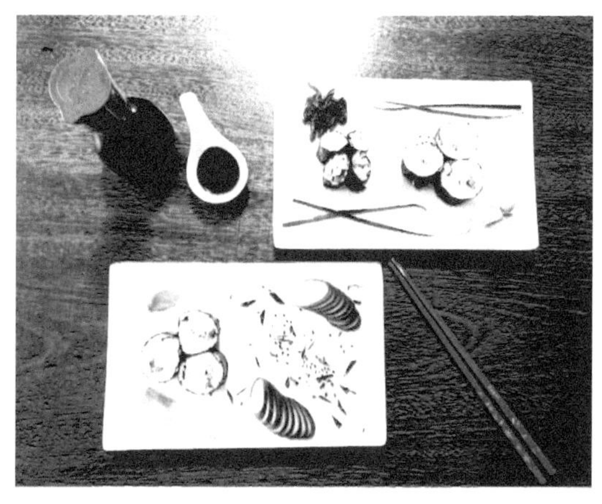

Curiosear en las cocinas del mundo.
Sorprenderse con los diferentes sabores.
Saborear, disfrutar de los aromas.

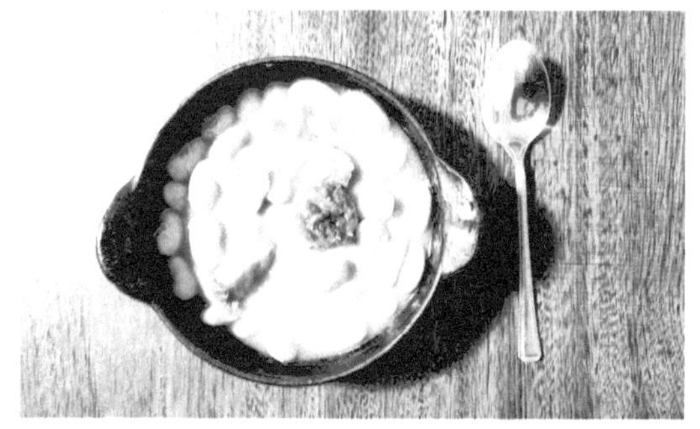

Si nos conectamos con nuestros sentimientos más
íntimos, no podemos negar que las comidas que nos
arroparon en la infancia, tienen los sabores y olores más

queridos. Esto nos confirma el papel de las emociones en el acto de comer.

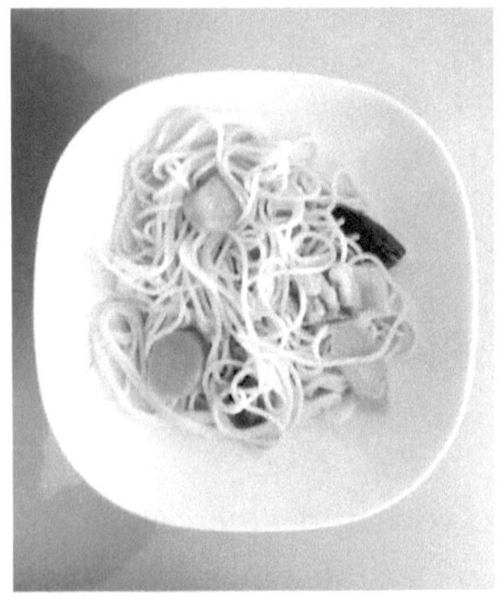

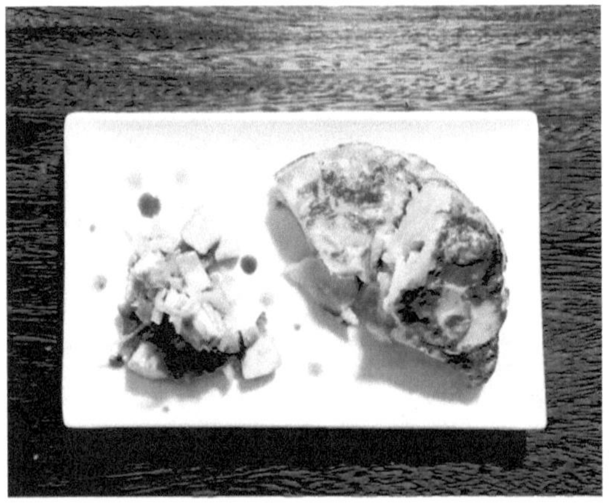

Como es importante crecer también en este aspecto, nos abriremos a nuevos sabores, texturas y olores, lo cual no nos impide volver cuando nos apetezca, a nuestras emocionantes y cariñosas comidas de la niñez.

LOS HUESOS Y LA ACTIVIDAD FÍSICA

Un equipo compuesto por algo más de seiscientos músculos voluntarios, ponen en movimiento el soporte articulado que conforma el esqueleto humano.

El músculo esquelético o estriado, está formado por una estructura blanda compuesta de fibras musculares, que tiene la propiedad de trasformar su energía química en energía mecánica, en movimiento. En su mayoría, los músculos se fijan a los huesos por medio de tendones. Cuando los músculos están en acción, los tendones trasmiten la fuerza al hueso.

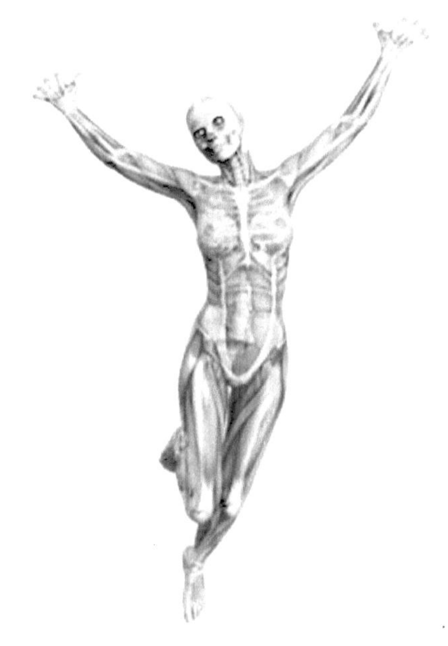

Los músculos profundos del esqueleto, comenzando desde la cabeza hacia los pies, se contraerán lo necesario para enderezar y acomodar el cuerpo hacia la posición erecta, resistiendo de esta forma a la gravedad o sea, a la atracción que ejerce la masa terrestre sobre los objetos, acercándolos a su superficie.

A partir de un cuerpo auto sostenido, se pondrán en acción los músculos específicos que hacen posible correr, caminar, saltar, trepar, bailar, levantar objetos e infinidad de acciones que nos dan utilidad y placer.

Las fuerzas que ejercen los músculos sobre los huesos y las vibraciones que en ellos produce el impacto de los pies en el suelo, en especial al correr y al saltar, activan señales para que aumente la captación de calcio en los huesos, aumentando así su densidad.

La naturaleza se guía por el principio de economía, fortalece los huesos si estos intervienen en el mantenimiento de la postura erecta, propia de la especie humana. Si esta condición no se da, no tiene sentido tener huesos fuertes, por lo que se desmineralizan.

Cuando tenemos que hacer reposo de forma continuada por una enfermedad, en los primeros días se pierde gran cantidad de masa ósea, que es recuperada cuando retomamos la postura erguida y nos ponemos en acción, siempre que las condiciones sean favorables para ello. Ocurre algo similar en el caso de los astronautas que viajan al espacio, donde la gravedad falta, por lo que tienen que hacer ejercicios y mantener una alimentación especial, para que de esta manera se garantice la menor pérdida posible de minerales en los huesos.

Las actividades físicas y deportivas mas indicadas para el mantenimiento y aumento de densidad ósea, son aquellas que ejercen fuerzas sobre los huesos y necesitan desplazamiento del peso corporal.

Son beneficiosas las acciones que producen impactos de los pies contra el suelo y sacudidas del esqueleto, acompañadas de fuerza muscular, como caminar con algo de impacto, correr, saltar, trepar.

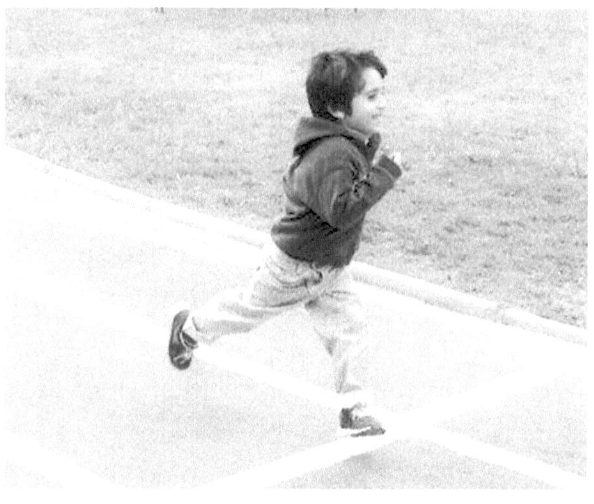

Estas actividades, son efectivas aunque se realicen con poco o moderado esfuerzo, pues requieren de fuerza para elevar el cuerpo del apoyo y potencia para efectuar los desplazamientos.

En la acción de correr, cabeza, cuello, tronco se elevan y adelantan, estirando la columna vertebral. Se elevan los pies del apoyo y al caer, el impacto genera vibraciones en los huesos, las que se propagan, por las piernas a cadera y columna vertebral, favoreciendo la incorporación de minerales necesarios al esqueleto.

Las acciones con impacto, influyen positivamente a nivel psicológico. El movimiento es parte de la naturaleza humana, indispensable en nuestras vidas. Con él se activa la producción de hormonas y sustancias que son necesarias para el buen funcionamiento de nuestro cuerpo, nos programa el cerebro con información positiva.

Los ejercicios para prevenir la osteoporosis y mejorar la salud de los huesos, necesitan de esfuerzo e impacto moderado, no es necesario agotarse en el entrenamiento, es suficiente con sentir el calor que éste produce, dando sensación de vitalidad.

La disposición y el buen ánimo con que se realicen los ejercicios, influirá en que todo el organismo, en especial nuestra psique, se beneficie de ellos.

Es importante ser constante a lo largo de los años, en la práctica de la serie de ejercicios, el objetivo es convertirlos en una necesidad saludable y agradable. La falta de tiempo y lugar, no es un pretexto válido, en casa, en el parque, a la mañana o tarde y solo unos minutos valen.

Si entendemos la importancia que tienen los ejercicios para la salud, con solo dos metros cuadrados de espacio y mínimo de tiempo, de diez a quince minutos diarios, le daremos vida y dinamismo a nuestro cuerpo.

¡Bienvenida la alegría y el ejercicio a nuestras vidas!

Debemos estar activas y activos.

Disfrutar el cuerpo.

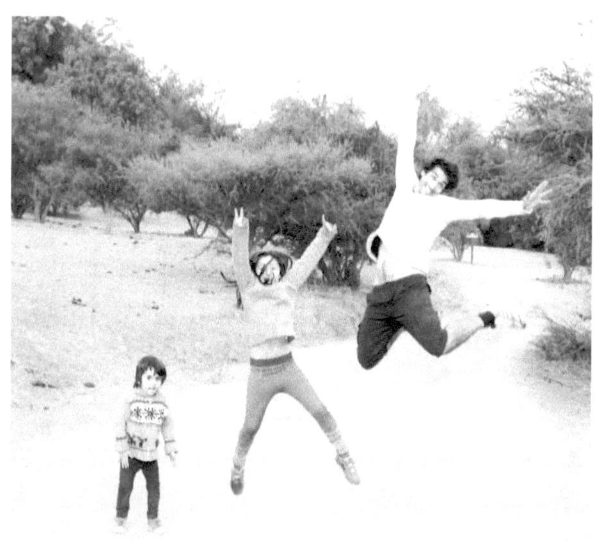

Usar el sistema músculo esquelético con dinamismo, adaptando el esfuerzo a cada etapa de la vida.

ACTIVIDADES Y EJERCICIOS PARA LA SALUD DE LOS HUESOS

Los ejercicios más indicados para aportar fortaleza a los huesos son los que se realizan oponiéndose a la gravedad terrestre, en posición erguida y en movimiento.

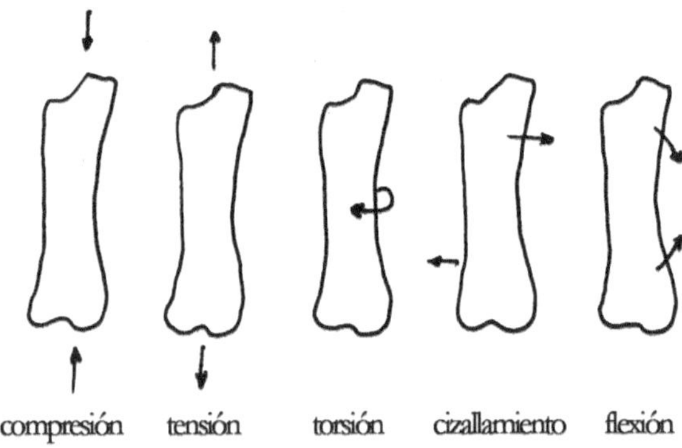

Las acciones y ejercicios que requieren esfuerzo con impactos moderados, como saltar, correr, caminar con mediano impacto al apoyar los pies, golpear contra una superficie, trepar, empujar y levantar pesos, ejercen sobre los huesos fuerzas de tensión, cizallamiento, compresión, flexión, torsión. La mayoría de las actividades físicas combinan estas fuerzas, las que se trasmiten a los huesos y ayudan a la mineralización ósea.

Al trepar, toda la musculatura se contrae en dirección al objetivo, los apoyos de pies y manos sirven de punto fijo para ejercer la fuerza necesaria.

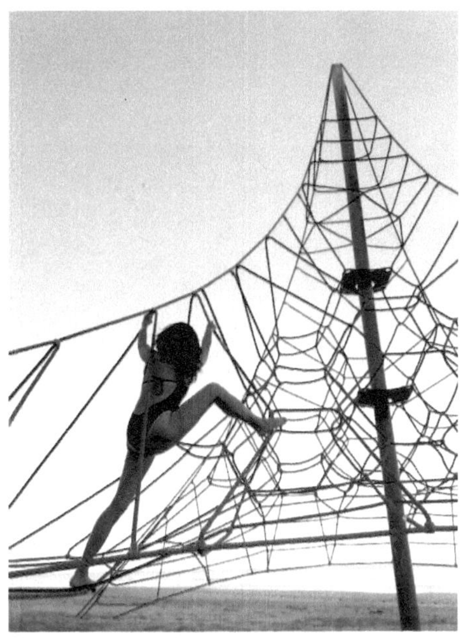

El trepar es una actividad rica y placentera a nivel motriz, las personas que hemos podido disfrutar de ello en la niñez, trepando a los árboles, sabemos lo estimulante y fortalecedor que resulta esta aventura.

Esta actividad favorece la coordinación psicomotriz, genera importantes tensiones en diferentes direcciones, que son importantes para la salud de los huesos.

La adecuada distribución del peso corporal en el eje de la gravedad, la elevación de la cabeza, la extensión de la columna vertebral y de la musculatura de sostén, son de gran ayuda para estimular la buena postura.

Los movimientos dinámicos y rítmicos, con activación de las grandes articulaciones, favorecen la circulación sanguínea, la elasticidad y generan sensación de vitalidad.

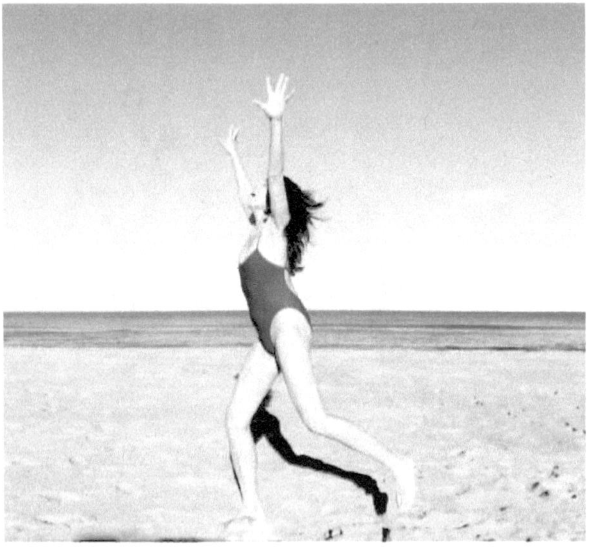

En los ejercicios que se explican en los capítulos siguientes, se aplican los movimientos del cuerpo necesarios para conservar unos huesos sanos.

Para ver filmada una muestra de los diferentes ejercicios, en la página **https://enriquetamarttinezweiss.com** se encuentran los enlaces a YouTube, ordenados por páginas.

2

¿CÓMO SENTIR MI CUERPO Y GOZAR DE MAYOR AUTOESTIMA?

TRES MINUTOS
DE EJERCICIOS DE
PERCEPCIÓN Y
CONCIENCIA CORPORAL

CONCIENCIA CORPORAL

Para tener conciencia corporal, necesitamos información de nuestro cuerpo. Los órganos de los sentidos son los encargados de proporcionarla.

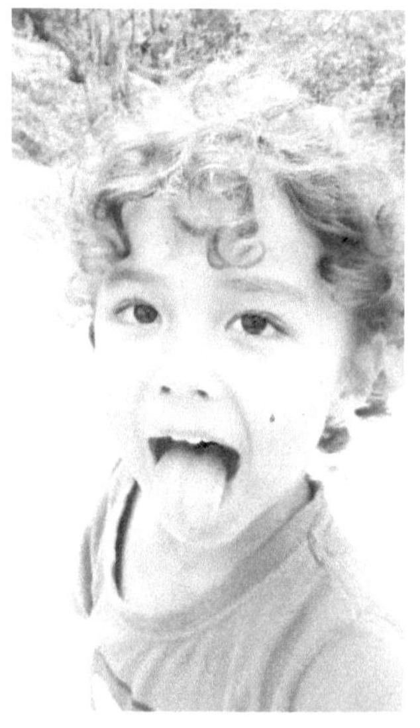

La vista nos da imágenes donde nos vemos como una fotografía, como un filme.

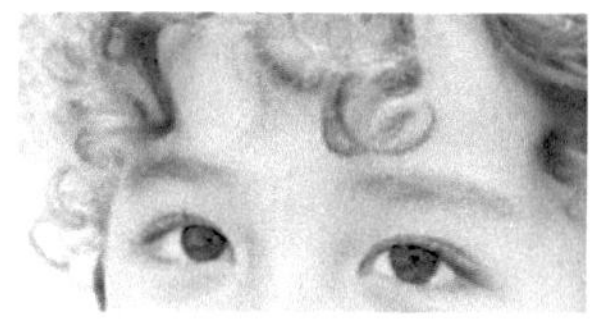

La audición nos permite reconocernos con nuestra voz y sonidos.

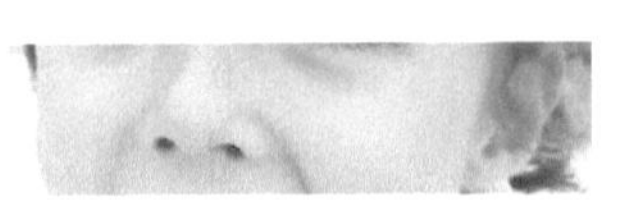
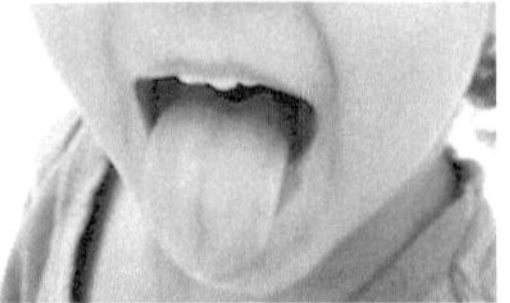

El olfato nos otorga el don de identificarnos por nuestro olor, único, personal.

El tacto nos informa de la superficie de la piel, el volumen de nuestro cuerpo, con sus partes blandas y duras.

El sentido kinestésico nos hace sentir el movimiento y las posibilidades que éste nos brinda.

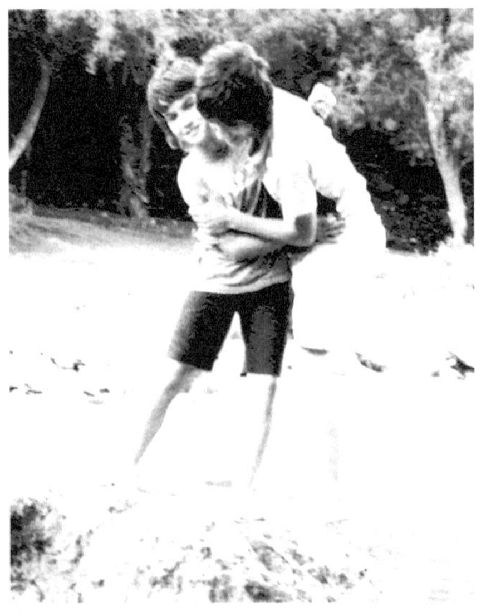

Todos los sentidos aportan sus datos para que tengamos una imagen, una idea de nuestra persona.

La conciencia de nuestro cuerpo va cambiando, la idea que tenemos de él, se enriquece continuamente con los aportes de los sentidos y de la experiencia.

Con los ejercicios, estimularemos la percepción corporal utilizando todos los sentidos, en especial kinestésico y táctil. Realizaremos acciones y ejercicios asociados al placer, pues los aprendizajes en situaciones agradables son más efectivos y duraderos.

Es útil tener una referencia de contacto con algún elemento. Usaremos en este caso la pared, en la que apoyaremos cabeza, espalda, pelvis, lo que nos ayudará a estimular sensaciones y percibir la posición vertical. En contacto con la pared, provocaremos en nuestro cuerpo roces, presiones y suaves golpes, efectuando un masaje. Prestaremos atención a la textura de la piel, al volumen de los músculos, a los huesos, a las zonas duras y blandas, al movimiento de las articulaciones y a las distintas sensaciones que enriquecerán el conocimiento del cuerpo y su sentir.

Toda esta estimulación, generará sensaciones y una percepción más enriquecida y placentera del cuerpo, que nos dará seguridad y elevará la autoestima.

Ejercicio 1
Masaje en cintura escapular

La cintura escapular está compuesta por la clavícula y la escápula (omóplato). Sus articulaciones en el hombro y el esternón, son muy importantes para el movimiento y la respiración. El masaje influirá positivamente en ellas.

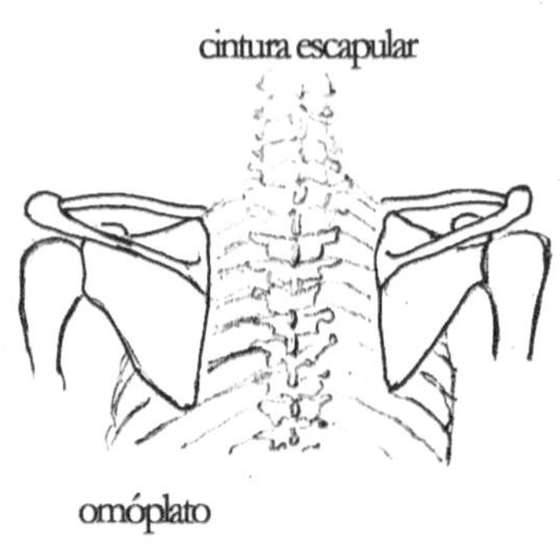

Apoyamos en la pared la zona posterior del cuerpo.

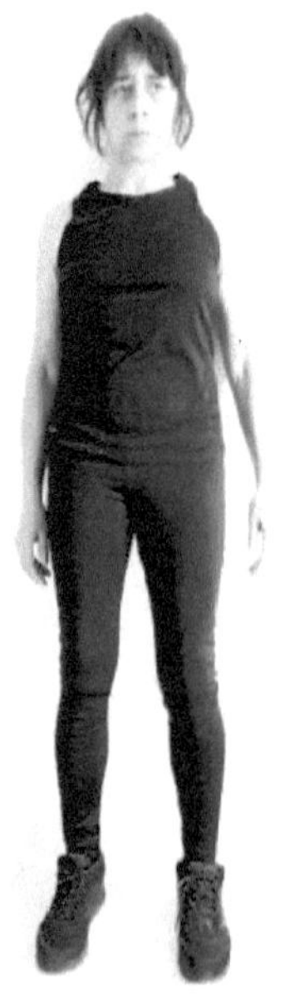

Sentimos en contacto con la superficie dura de la pared, las zonas del cuerpo que en ella se apoyan.

Percibimos los apoyos de la parte posterior de la cabeza, la espalda, en especial la zona de los omóplatos y las caderas, en la zona del sacro y glúteos.

Permanecemos así alrededor de tres segundos, sintiendo la posición en el eje vertical, en la que se ha alineado el cuerpo.

En ambos omóplatos, en las zonas de la espalda que contacten con la pared, haremos lentos y suaves roces, con un mínimo de desplazamiento, dibujando círculos pequeños e intercalando suaves presiones.

Realizamos este masaje, durante cuatro a seis segundos aproximadamente, buscando sensaciones agradables.

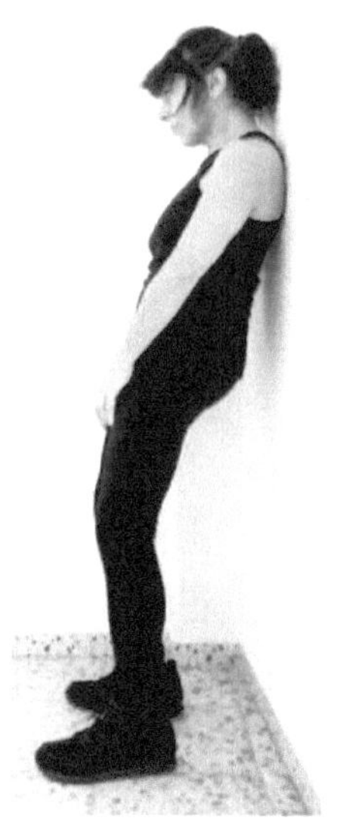

Descansamos dos segundos, apoyando toda la espalda en la pared. En este tiempo nuestro cerebro fijará lo sentido. Luego, apoyamos en la pared un omóplato y realizamos el mismo masaje anterior en él, durante ocho segundos.

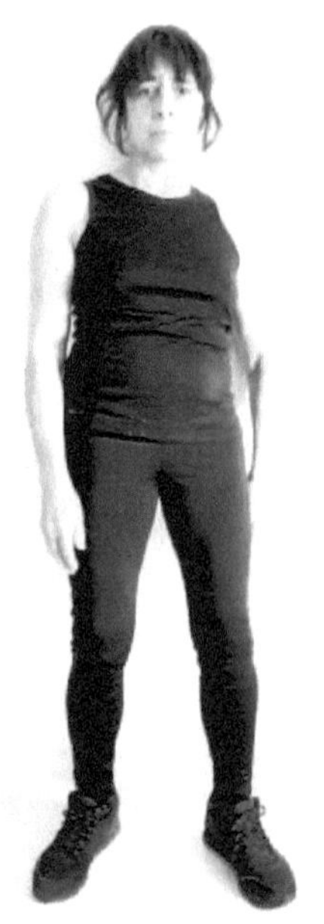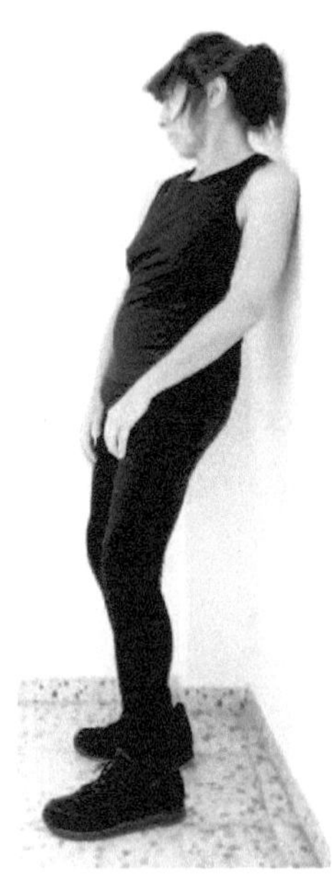

A continuación y en la misma posición, apoyamos sobre la pared el otro omóplato y realizamos igual masaje que el anterior, durante ocho segundos.

Durante el masaje se producirá estimulación táctil de la piel y sensaciones profundas. Se generarán micro movimientos que darán flexibilidad a cuello y zona alta del tórax, despertando estas partes del cuerpo, olvidadas por la vida sedentaria.

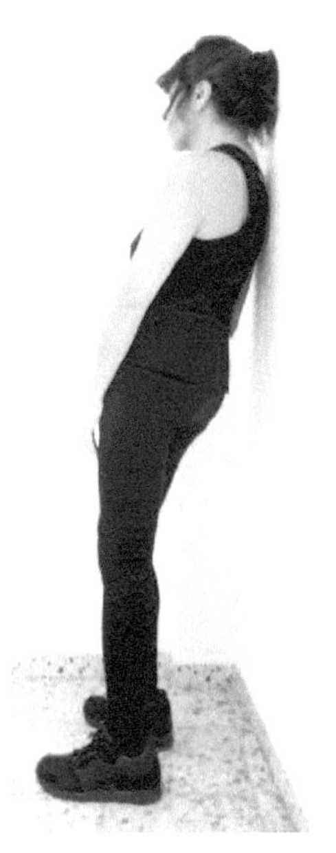 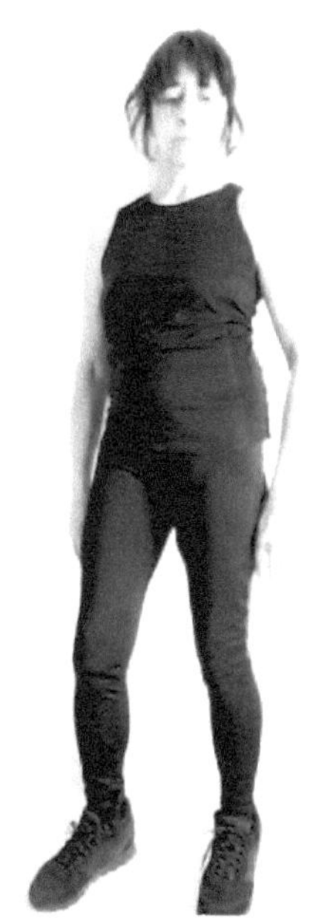

Descansamos dos segundos.

Reanudamos el masaje, alternando ambos omóplatos, combinando roces y presiones.

Dejamos el cuerpo relajado y libre durante los movimientos, para que éstos se propaguen a las zonas profundas de la cintura escapular.

Detenemos el movimiento y mantenemos apoyada toda la espalda en la pared.

Centrándonos en sentir, dejamos que nuestro cuerpo y mente se relajen.

Descansamos de cuatro a seis segundos o algo más.

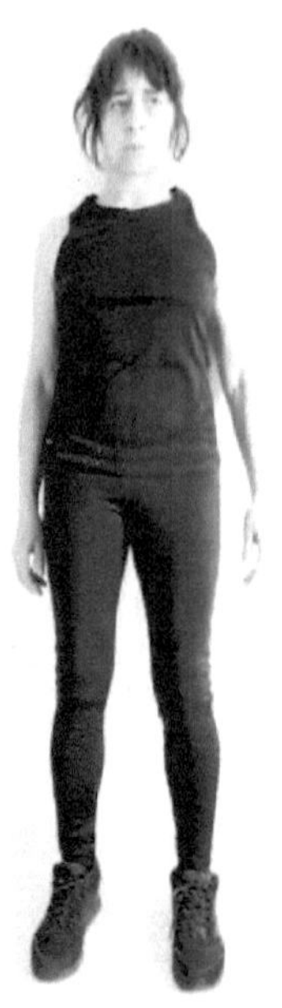

Disfrutamos de la relajación y de la sensación de placer que ha producido el masaje.

Tomamos conciencia del cuerpo y su sentir.

Si el cerebro registra estas experiencias sin prisas, las guardará y las sensaciones de bienestar, estarán disponibles cuando nos plazca o las necesitemos.

Ejercicio 2
Masaje en cintura pélvica
Glúteos y sacro

La cintura pélvica está formada por los dos huesos coxales unidos al hueso sacro. Cumple la función de contener órganos vitales y de gestionar y coordinar el movimiento en todo tipo de locomoción. Su fortaleza ósea garantiza el mantenimiento de una vida plena en la vejez.

cintura pélvica

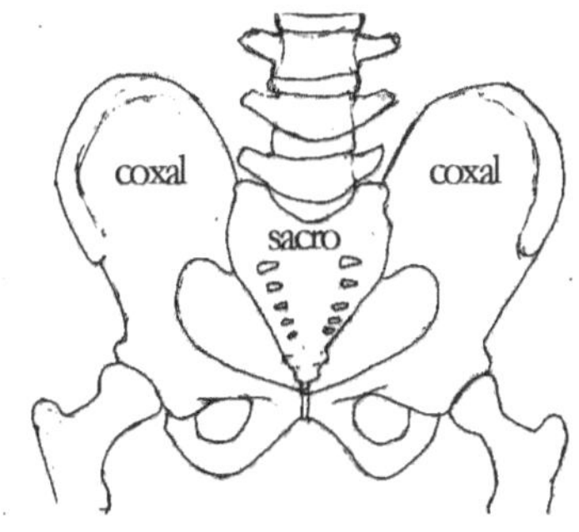

Las articulaciones propias de la pelvis, como el pubis, la articulación coxofemoral, que la une a las piernas y la articulación con la columna vertebral, necesitan estar activadas. El movimiento correcto en todas estas articulaciones, es de suma importancia para la salud, ya que es el encargado de provocar lubricación y nutrición en las mismas, lo que beneficia a los huesos.

El masaje que realizaremos, tanto en los huesos como en los grandes músculos que los cubren, provocará movimientos y micro movimientos que se propagarán a los pequeños y potentes músculos profundos que sostienen la pelvis y permiten un buen soporte a los movimientos. Estos músculos, pertenecen a los olvidados por la vida sedentaria de las ciudades. Este ejercicio los pondrá en acción.

Centramos nuestra atención en la cadera. Apoyamos la zona del hueso sacro, sintiendo su presencia.

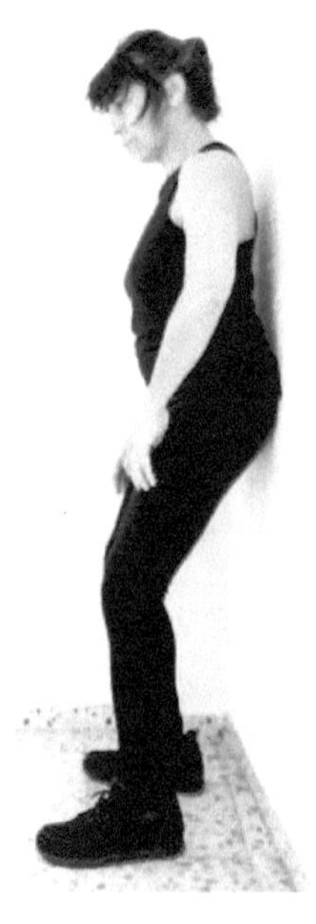

Prestamos atención a la diferencia de percepción entre la parte blanda de los músculos glúteos y la dureza del hueso sacro.

Deslizamos la pelvis sobre la pared, dando un masaje con breves movimientos circulares y laterales, alternando con presiones, lentamente, durante seis segundos.

Descansamos dos segundos.

Apoyamos luego, un glúteo en la pared y lo deslizamos en ella, con roces lentos lateralmente y dibujando círculos con un mínimo desplazamiento, alternando con suaves presiones.

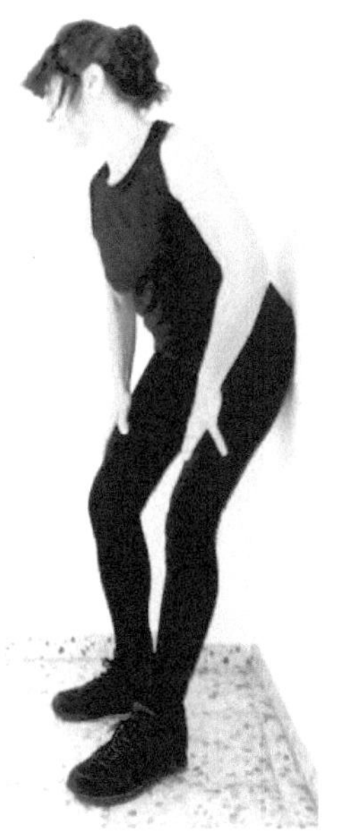 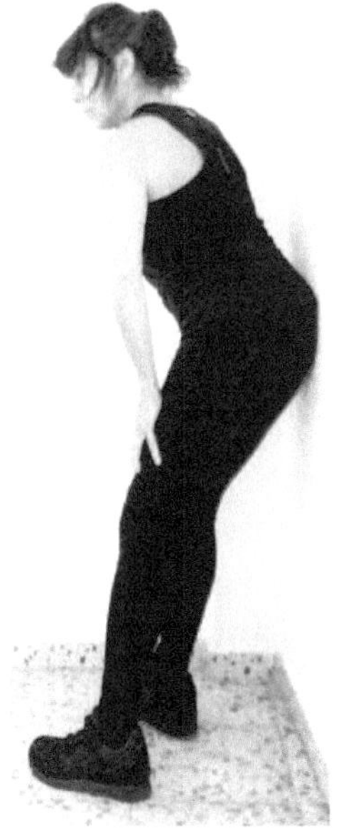

Efectuamos así, un masaje durante ocho segundos.

Descansamos dos segundos.

Repetimos la misma acción anterior con el otro glúteo, durante ocho segundos.

Luego de descansar dos segundos, continuamos con este masaje lento y sentido, durante ocho segundos, alternando ambos glúteos.

Descansamos dos segundos.

Apoyamos el sacro contra la pared, sentimos el hueso, muy diferente a las zonas blandas de los glúteos.

Repetimos el masaje alternando glúteos y sacro.

Descansamos dos segundos.

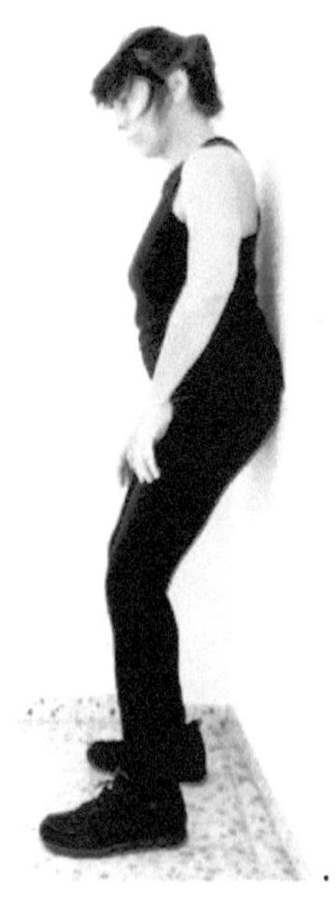

Finalizando el ejercicio, apoyamos cabeza, espalda, sacro y glúteos en la pared, sentimos las zonas que hacen contacto con ella, también la presencia de las que no se apoyan y los espacios que se crean.

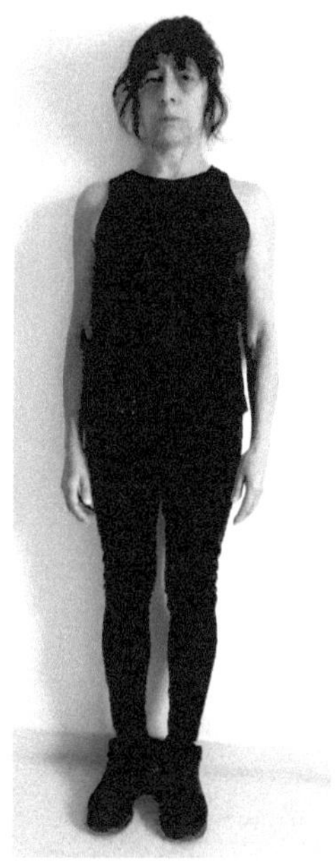

Disfrutamos las sensaciones de un cuerpo estimulado e integrado, durante tres segundos. Nos separamos de la pared y tomamos conciencia de nuestra nueva presencia.
La práctica frecuente de este ejercicio, nos ayudará a percibirnos y conocernos mejor. Aportará vitalidad, relajación y bienestar a todo el cuerpo.
La mente descansará, pues estará centrada en la reciente estimulación sensorial, tranquila y agradable.

3

¿CUÁL ES MI BUENA POSTURA?
¿CÓMO CONSEGUIRLA?

DOS MINUTOS
PARA ACTIVAR LA POSTURA
CORRECTA

POSTURA CORRECTA

Para ser conscientes de nuestra postura debemos sentir el cuerpo y sus posibilidades de actuar, su piel, sus músculos y huesos. Al finalizar el ejercicio de conciencia corporal, ya está nuestro cuerpo preparado para estimular la musculatura que hace posible una postura correcta.

Es la acción de los músculos profundos, que sostienen el esqueleto los que realizan la hazaña de mantenernos de pie y movilizarnos. Son músculos de una gran fortaleza, ejercen una poderosa fuerza hacia arriba. Los más fuertes se encuentran dentro de la cabeza e inician todo movimiento que nos eleve de las posiciones de descanso.

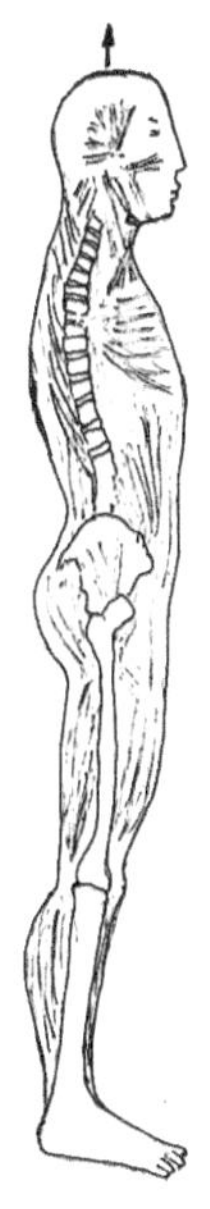

Ejercicio 1
Activar musculatura profunda
Estirar y elevar esqueleto

De espalda a la pared, apoyamos en su superficie vertical, pelvis, omóplatos y la parte plana de la cabeza, la que se encuentra en la zona ósea por encima de la nuca.

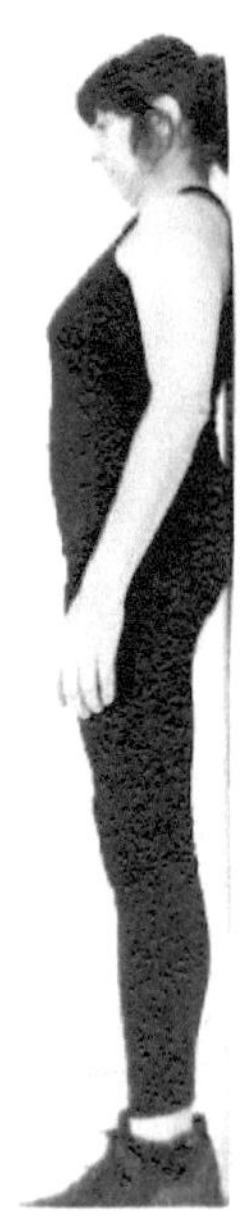

Tomamos conciencia de este apoyo y comenzamos una elevación de la cabeza, como si trepara por la pared. Ella inicia el movimiento y con su poderosa fuerza, tirará del cuello y de la espalda hacia arriba, poniendo en acción los músculos que sostienen y estiran la columna vertebral. Todo el cuerpo seguirá a la cabeza en su viaje.

Para que se produzca este estiramiento, es necesario que la voluntad esté puesta solo en elevar la cabeza.

Si se comienza la elevación, implicando a todo el cuerpo, se producirá un bloqueo en la musculatura profunda de cabeza y cuello, que impedirá la extensión.

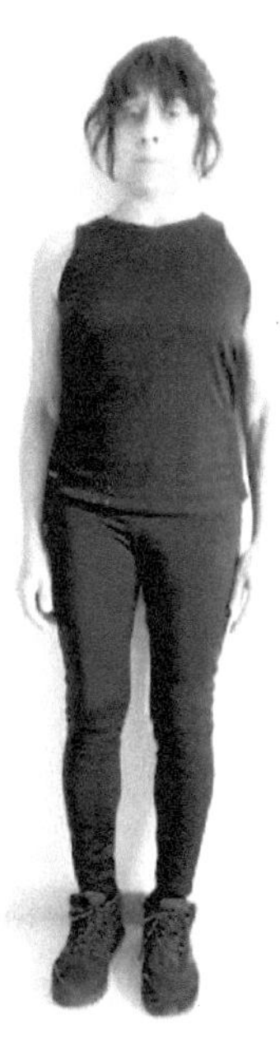

Elevamos solo cabeza, ella estirará columna y cuerpo.

Nos detenemos, en esta posición elevada, cuatro segundos, tomando conciencia de la fuerza y de la posición vertical lograda. Luego relajamos, sin perder la actitud conseguida.

Repetimos el ejercicio tres veces, intercalando entre cada uno de ellos un breve masaje de omóplatos y glúteos, contra la pared.

Si alguna persona tuviese muy rígidas la curvatura cervical o lumbar, apoyará solo omóplatos y cabeza, dejando la zona lumbar lo más cómoda posible, de esta forma hacemos un estiramiento menor, aunque necesario, de la columna vertebral.

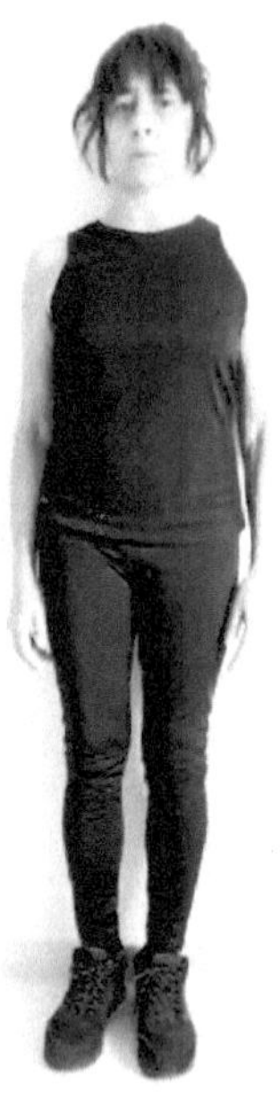

Se termina el ejercicio acercando el resto del cuerpo a la pared para tomar conciencia de la mejor postura lograda. Realizando este ejercicio diariamente, se fortalecerá poco a poco, la musculatura de sostén y nuestra postura pasiva y activa mejorará.

4

¿CÓMO MANTENGO MI CUERPO ÁGIL Y ELÁSTICO?

CINCO MINUTOS DE ACTIVAR Y FLEXIBILIZAR EL CUERPO

EJERCICIOS DINÁMICOS O AERÓBICOS

Nuestro cuerpo necesita movimiento. Cuando estamos en movimiento, intervienen en forma activa, el sistema nervioso, músculos, tendones y en forma pasiva ligamentos, cartílagos y huesos. Todos trabajan en equipo. El sistema nervioso organiza la actividad.

La acción puede necesitar que los músculos actúen de forma dinámica, moviendo los huesos a velocidad, es lo que ocurre cuando caminamos, corremos, saltamos. En estas acciones los músculos trabajan activamente, las articulaciones se adaptan continuamente a los cambios de posición del cuerpo, se necesitará mucha energía y oxígeno, por lo que nuestra respiración será profunda y rápida. Este trabajo da tono y elasticidad al músculo, mantiene lubricadas las articulaciones, aumenta la capacidad respiratoria, activa la circulación sanguínea, estimula procesos de nutrición del sistema músculo esquelético y produce gran gasto energético.

Llamaremos aeróbica a esta actividad.

Con estos ejercicios me propongo activar y mover en forma aeróbica la musculatura de nuestro esqueleto, sobre todo, aquella que utilizamos muy poco en la vida cotidiana de las ciudades. Me refiero a la musculatura que interviene en la respiración profunda, en el sostén y movilidad de la columna vertebral, en el funcionamiento de la cintura escapular y pélvica, también de los miembros que se unen a ellas, brazos y piernas, de cuya posición y movilidad dependen.

Ideal sería, caminar, trepar, correr, por el campo y el parque, lo que a veces no es posible, pues no se dan las condiciones personales, ambientales o falta tiempo.

Como es necesario el movimiento, crearé ejercicios fáciles de realizar en casa, como imitar correr sin desplazarse del lugar o realizar resistencias contra una pared.

Las actividades en las que se producen giros rápidos de la cintura escapular y pélvica, como las que requerían antaño la cosecha de frutales, la siega, cortar y recoger leña, o diferentes actividades rurales, trabajos que en la actualidad han sido reemplazados por máquinas, ya no se encuentran presentes en el cotidiano actual. Pocos movimientos de giro realizamos a diario, son de pequeño rango e insuficientes para movilizar la cintura escapular.

Nuestra columna vertebral y nuestro tórax se encuentran atrapados en la inmovilidad y poco a poco se van poniendo rígidos. Nos vamos acostumbrando y este déficit, con el tiempo, nos parece natural. Sin embargo nuestro cuerpo clama por la movilidad con reacciones de nerviosismo o desaliento.

El cuerpo humano está diseñado para el movimiento, caminar, correr, saltar, trepar, recoger, empujar, etc. Para ello, a diferencia de otros animales, nos pusimos de pie, la cintura escapular y la cintura pélvica se colocaron en posición vertical, fuimos desarrollando un cerebro y una psicología que pide a nuestro cuerpo proyectarse. Para ello haremos ejercicios de giros de tronco y movilización de las costillas, que suplantarán en parte los movimientos que exige el trepar.

Ejercicio 1
Activación cardiovascular respiratoria
Correr en el sitio

Haremos una acción similar al correr, enérgica aunque sin avanzar. Nos disponemos a la acción.

Aunque no sea posible desplazarnos, pondremos todo el esfuerzo y energía, que pediría correr moderadamente.

Activaremos los músculos que intervienen en la respiración intensa, sentiremos calor, exigiremos a nuestro corazón.

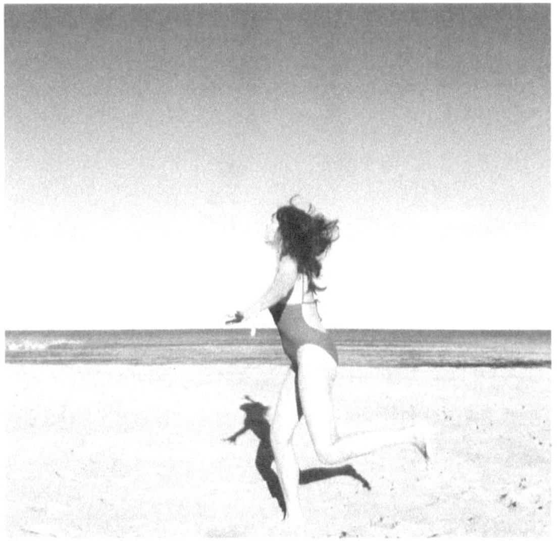

Generaremos disposición psíquica para el ejercicio.
Ya estamos preparados, preparadas, para comenzar.

De pie, en posición de preparación para correr.

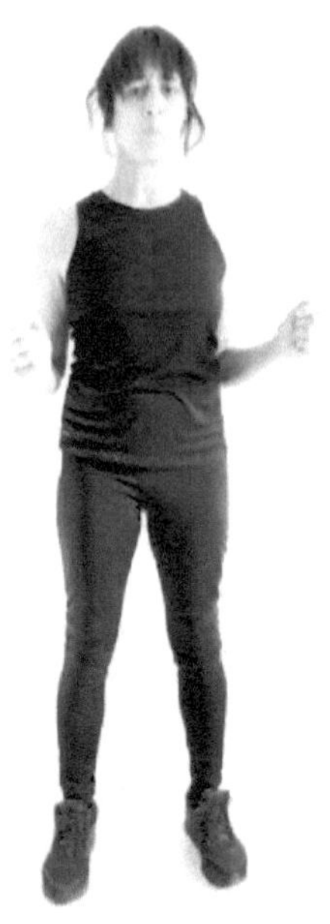

Imitamos correr en el lugar, elevando alternativamente los pies del suelo, unos cinco centímetros, al caer apoyamos planta y talón del pie, para producir un pequeño impacto contra el suelo.

Dejaremos el cuerpo libre para que acompañe la velocidad que iremos imprimiendo a la acción.

Nuestro esqueleto se sacudirá con cada impacto, los huesos estarán sometidos a diferentes fuerzas.

Estas sacudidas favorecen a los músculos internos, que mantienen en el sitio adecuado a los órganos.

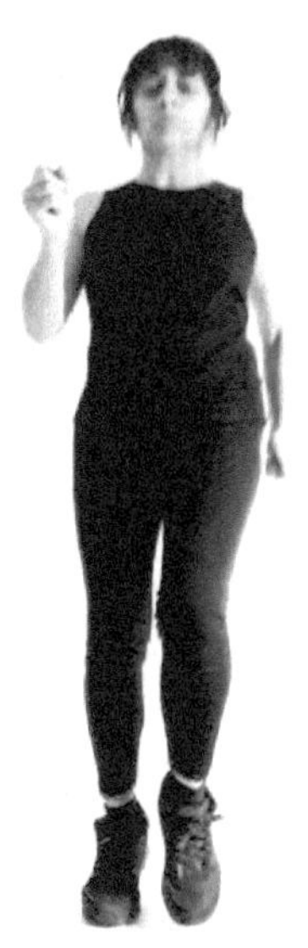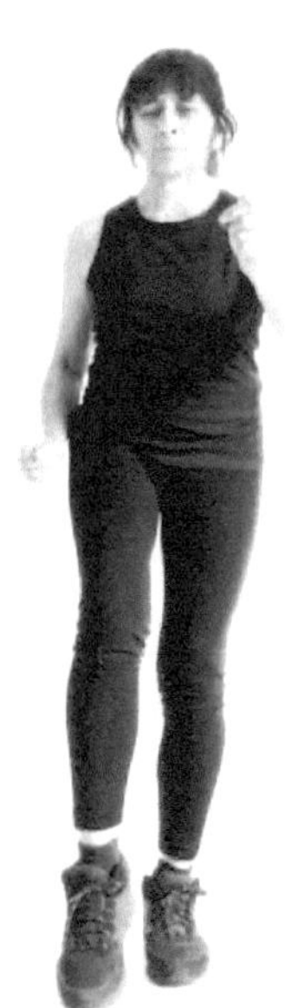

Si nuestro calzado es adecuado para correr y amortigua los pies contra el suelo, podemos aumentar gradualmente la intensidad del impacto, con el paso de los días.

Debemos ser cuidadosas, cuidadosos, con los pies, pues tendrán que adaptarse a la nueva exigencia. Evitamos de esta manera irritaciones en sus fascias.

Si imaginamos que corremos, el movimiento de nuestros brazos acompañará a las piernas en forma sincronizada, dando un impulso hacia atrás, exigiendo el movimiento

de las costillas y expandiendo la caja torácica a medida
que necesitamos más aire.

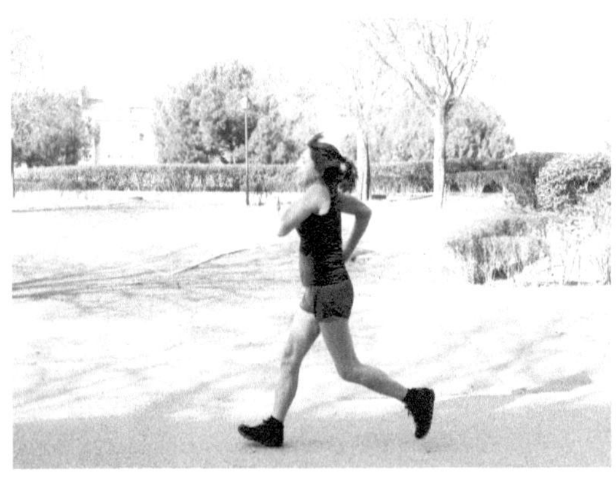

Si aumentamos la intensidad y velocidad del ejercicio,
será mayor la frecuencia del ritmo de la respiración y las
pulsaciones cardíacas.

Estamos agitados, agitadas, permanecemos así corriendo
de diez a treinta segundos, luego lentamente, reducimos
el ritmo hasta detenernos. No es conveniente interrumpir
el correr bruscamente.

La duración del ejercicio depende de la edad de la persona y de su condición física. Conviene observar nuestro
cuerpo, si responde, se puede aumentar poco a poco la
exigencia. En general, entre diez y cuarenta segundos son
suficientes, un indicador de que hemos logrado el objetivo de correr, es que nos agitamos y sentimos calor, en
ese momento es conveniente permanecer en la exigencia

unos segundos y lentamente, ir reduciendo el ritmo y la intensidad, hasta detenernos.

El propósito de este ejercicio, es activar mecanismos naturales del correr, actividad propia a nuestra especie.

Ejercicio 2
Activación de músculos del tórax.
Giro de tronco con brazos cruzados en el pecho

De pie, piernas ligeramente separadas, brazos cruzados en la zona del pecho.

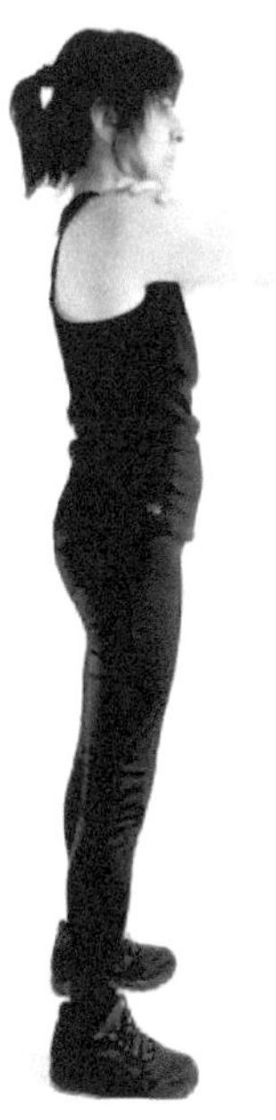
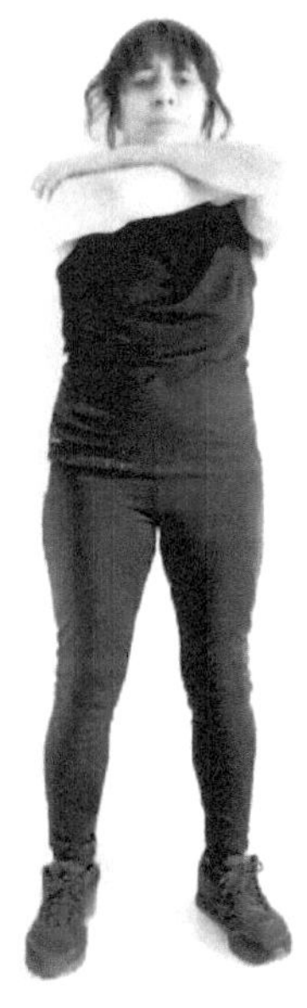

Mantenemos la cabeza fija, con la mirada al frente para evitar marearnos.

La cadera inmóvil en lo posible, ya que actuará como punto fijo para el giro.

Realizamos giros con el tronco, de derecha a izquierda o a la inversa, en forma continua y con impulso.

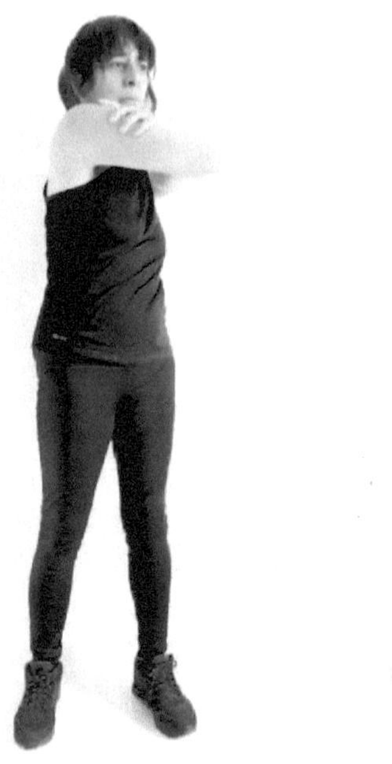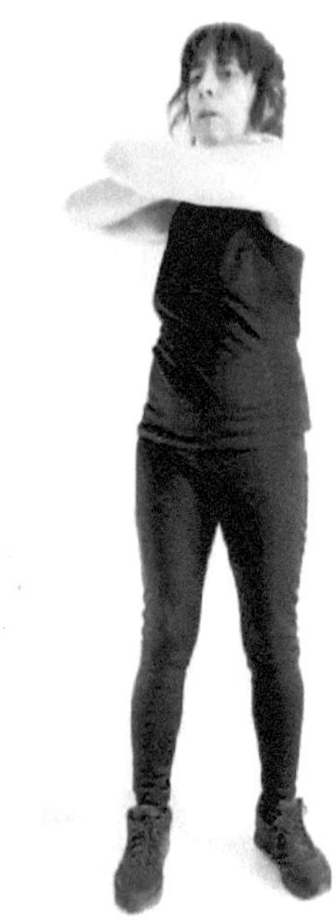

Hacemos de diez a veinte giros seguidos completos, contando el movimiento a ambos lados como uno.

Debemos dejar que la respiración se produzca en forma libre y natural, sin dirigir ni controlar la inspiración ni la espiración, el cuerpo irá pidiendo la cantidad de aire que necesite. Durante los giros, se puede producir un ruido o resoplido, lo que es debido a la poca flexibilidad en las costillas y a la falta de elasticidad de los músculos que intervienen en la respiración. Con la práctica diaria, irán recuperando el tono y la elasticidad adecuada para su buen funcionamiento y la respiración se hará armónica.

Con este ejercicio se pondrán en acción los músculos de la espalda, en especial los que tienen un recorrido oblicuo hacia la columna vertebral y se insertan en ella.

Lograremos elasticidad y tonificaremos la musculatura del tronco. Activaremos los movimientos de giro de las vértebras y la movilidad de la columna.

Giro de tronco con brazos cruzados en la espalda
De pie, piernas ligeramente separadas.

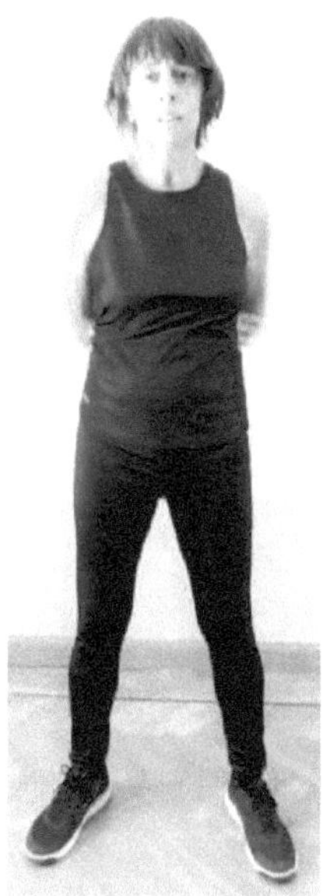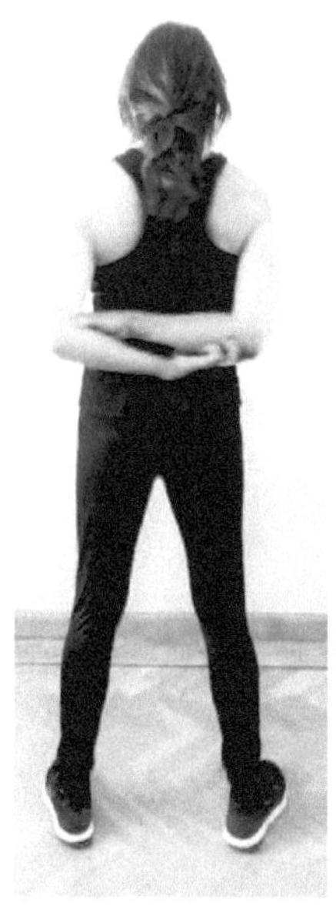

Mantenemos la cabeza fija, con la mirada al frente para evitar marearnos.

La cadera, inmóvil en lo posible, ya que actuará como punto fijo para el giro.

Con los brazos cruzados en la espalda, realizamos giros de tronco, el impulso lo hacemos con los hombros, provocando un empuje hacia atrás, con cada uno de forma alterna.

Realizamos diez a veinte giros seguidos, (contar derecha e izquierda como uno).

El movimiento es enérgico, rítmico y continuo, evitando producir tirones.

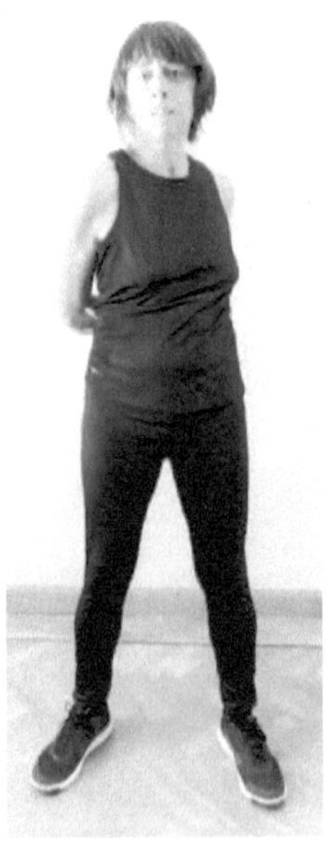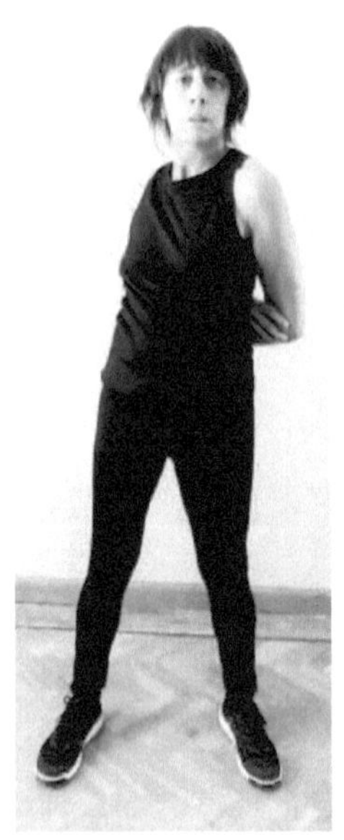

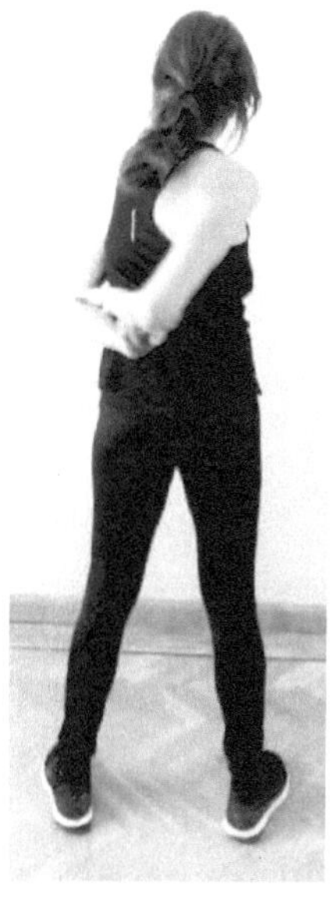 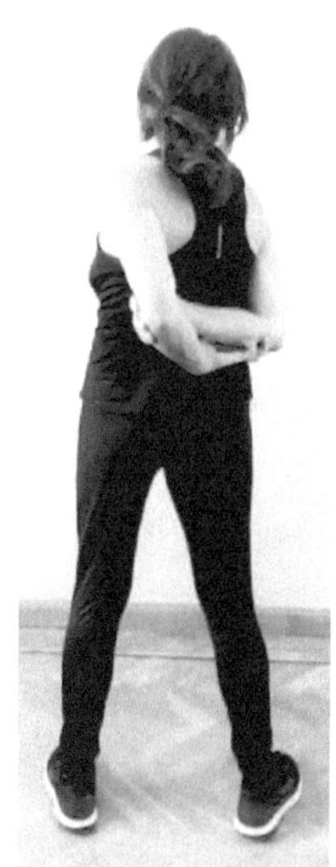

Debemos dejar que la respiración se produzca en forma libre y natural, sin control de la inspiración ni de la espiración, el cuerpo es muy sabio e irá pidiendo la cantidad de aire que necesite.

Como en el ejercicio anterior, puede producirse un resoplido en la respiración durante los giros, el que no debe preocuparnos.

Conseguiremos con este ejercicio, mayor elasticidad en las zonas alta y baja de la musculatura de las costillas y de la cintura escapular, las que se ven especialmente afectadas durante la vida sedentaria.

Ejercicio 3
Ejercicios activación pelvis y miembros inferiores.

Cuando trepamos árboles o subimos montañas, las piernas tienen que sortear dificultades, al extenderse para abarcar y saltar espacios, las articulaciones de miembros inferiores y caderas se mueven en todas sus direcciones. Idearé ejercicios para suplir en parte estos movimientos, que el cuerpo necesita y que no están presentes en la vida de las ciudades.

Balanceo de pierna adelante y atrás
De pie, cuerpo en posición lateral respecto a la pared y con una mano apoyada en ella.

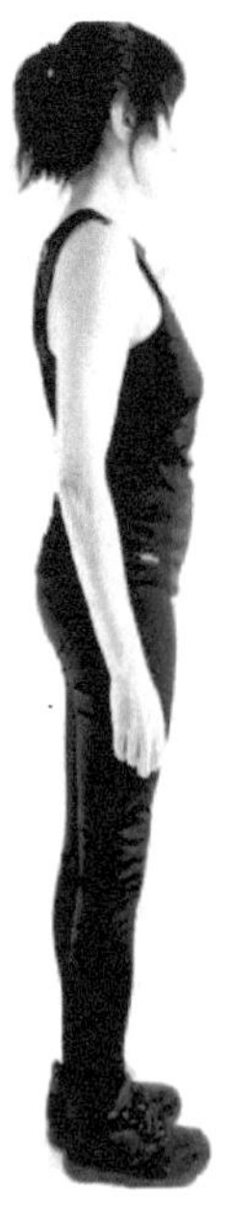

Haremos un balanceo de pierna, en sentido adelante, atrás.

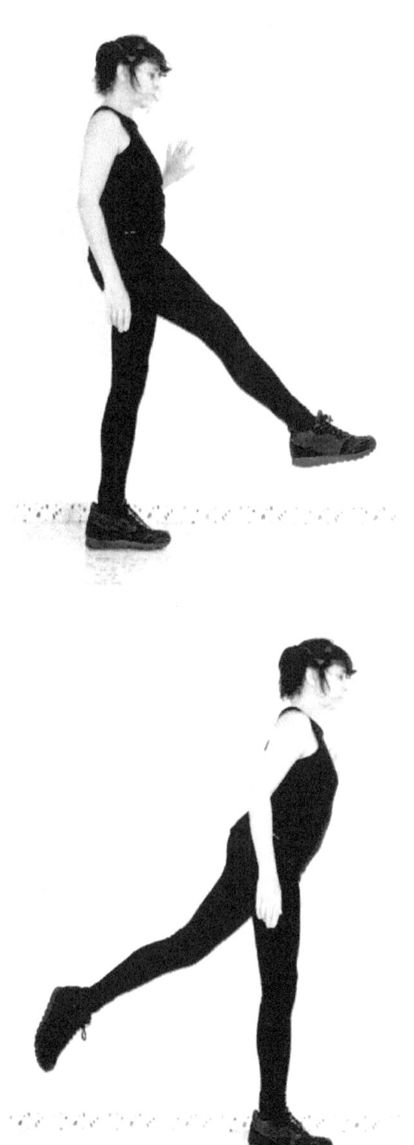

La elevación de la pierna estará dada por la fuerza y la elasticidad de los músculos que realizan la acción.

El movimiento debe ser fluido, sin forzar la elevación, ya que poco a poco, con la práctica del ejercicio, se irá consiguiendo más eficiencia en el movimiento.

Hacemos de diez a veinte repeticiones.

Cambiamos de orientación el cuerpo, apoyando la otra mano en la pared y repetimos igual movimiento y cantidad con la otra pierna.

Con este ejercicio se estiran y contraen alternativamente músculos anteriores y posteriores de pelvis y piernas, entre otros, cuádriceps, femorales, psoas, glúteos y músculos profundos de la pelvis.

Elevación lateral de piernas

Los músculos situados lateralmente en las piernas, se usan muy poco en las costumbres de las ciudades. Los activaremos con este ejercicio que dará elasticidad a la articulación de la cadera con la pierna, favoreciendo la circulación sanguínea en la zona y la nutrición de sus elementos. Es muy apropiado para favorecer la salud de la articulación coxofemoral y del fémur (hueso de la pierna que se articula con la cadera), el que se ve afectado en la osteoporosis, una de las causas de este problema, radica en la falta de movimiento.

Con los ejercicios de piernas, balanceo adelante, atrás y elevación lateral, ayudamos a una mejor lubricación y circulación sanguínea en la zona, por consiguiente, a su mejor nutrición.

De frente a la pared, ambas manos apoyadas en ella, lo que nos ayudará a mantener el equilibrio.

Piernas juntas, pies y rodillas alineadas hacia adelante.

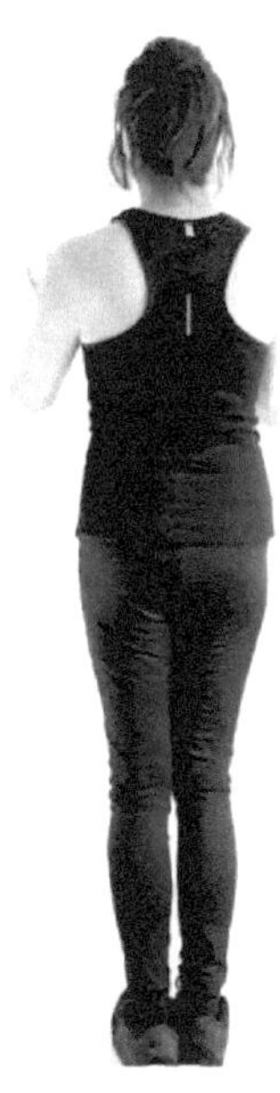

Elevar pierna lateralmente, sin forzar más allá del tope anatómico el movimiento, conservando la posición del pie y rodilla hacia delante.

Regresar a la posición de partida.

Repetimos fluidamente el movimiento entre diez y veinte veces seguidas.

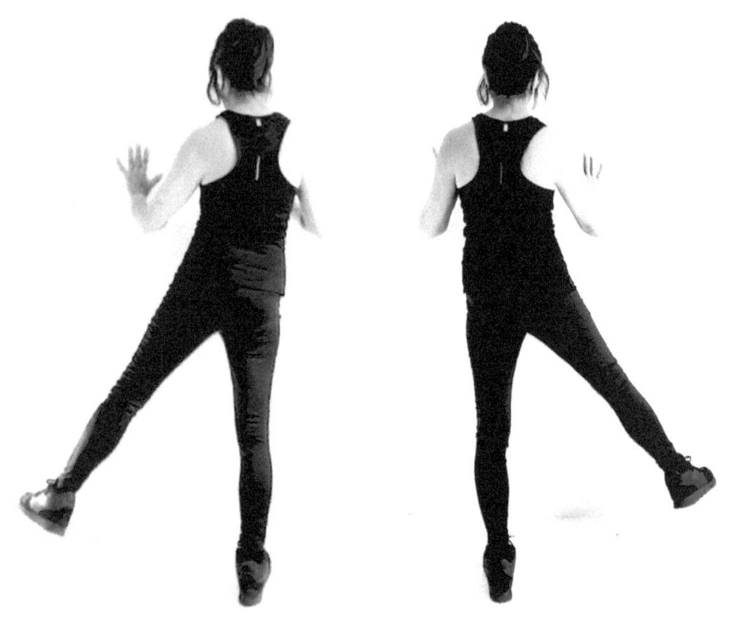

Desde la posición de partida, hacemos el mismo ejercicio con la otra pierna.

Si resulta cansador, o la pierna que sostiene el cuerpo se agota, podemos reducir la cantidad de repeticiones por vez, alternando las piernas, hasta completar las diez o veinte repeticiones con cada pierna.

Con este ejercicio activamos la articulación coxofemoral y ayudamos a su lubricación y nutrición. Hacemos un trabajo tónico de la musculatura que acerca y aleja la pierna a la línea media del cuerpo, en especial de glúteo medio, aductores y abductores del muslo.

5

¿CÓMO HAGO RESISTENCIAS SOBRE MIS HUESOS PARA FORTALECERLOS?

CINCO MINUTOS DE FUERZA MUSCULAR

EJERCICIOS DE CARGA Y FUERZA MUSCULAR

En variadas circunstancias, se puede necesitar que los músculos realicen mucha fuerza, como ocurre al correr con intensidad, trepar con esfuerzo, saltar con impulso, levantar objetos pesados, empujarlos, lanzarlos o sujetarlos. En estas acciones, las articulaciones se fijarán en forma adecuada y el músculo reclutará muchas de sus fibras para que se pongan en acción, es la causa del aumento de su tamaño durante la contracción.

Cuando realizamos acciones que requieren fuerza, el músculo presiona sobre los huesos y los fortalece.

En las actividades que requieren resistencia, la respiración se vuelve lenta e intensa cuando se ejerce la fuerza, la sangre se concentra en los músculos que más la requieren, para recuperar su normalidad después de realizado el esfuerzo.

Es el trabajo muscular de contracción estática.

Para favorecer la tensión sobre los segmentos óseos, es necesario trabajar en posición erecta, la carga del peso del cuerpo, se distribuye de esta forma en el eje de la gravedad terrestre y las fuerzas se realizan en ese sentido, siendo más adecuadas y efectivas.

La fuerza muscular sobre los segmentos óseos se hará de manera moderada.

Es importante, para que la actividad sea efectiva, un mínimo de repeticiones, con una frecuencia ideal diaria o como mínimo días alternos.

Realizaremos ejercicios de resistencia con los brazos, la cual se trasmitirá a la musculatura del tórax y columna vertebral. Daremos fuerza a toda la musculatura de la cintura pélvica y de las piernas, ejercitándola con saltos en distintas posiciones, ya que estos constituyen uno de los ejercicios más completos para esta zona del cuerpo. Durante el salto se activa la musculatura de la cabeza y de la columna vertebral, se ponen en acción gran cantidad de músculos, en especial, abdominales y glúteos.

Las fuerzas que generan los saltos, se trasmiten al esqueleto óseo, fortaleciendo piernas, pelvis y columna vertebral, a la vez que generan sensación de vitalidad.

Se realizarán series de ejercicios con piernas, alternando con series de ejercicios con brazos. Los saltos serán de poca altura, de dos centímetros a diez centímetros de elevación de la superficie de apoyo. Las resistencias se realizarán sintiendo que los músculos se tensan y aumentan su volumen. Como consecuencia, se genera calor corporal debido al esfuerzo.

La cantidad de repeticiones se adecuará a la edad, al estado físico y de salud de la persona. Las repeticiones propuestas en los ejercicios, es la media tolerada. Se puede aumentar la cantidad por vez o si es necesario disminuirla, según el estado físico de la persona.

Se puede repetir la serie completa o parcial, varias veces al día, si se cuenta con tiempo y motivación para ello.

Si la persona padece una osteoporosis avanzada o establecida, debe consultar con su médico o médica, antes de hacer los ejercicios.

Ejercicio 1
Fuerza en tronco y brazos, (bíceps).

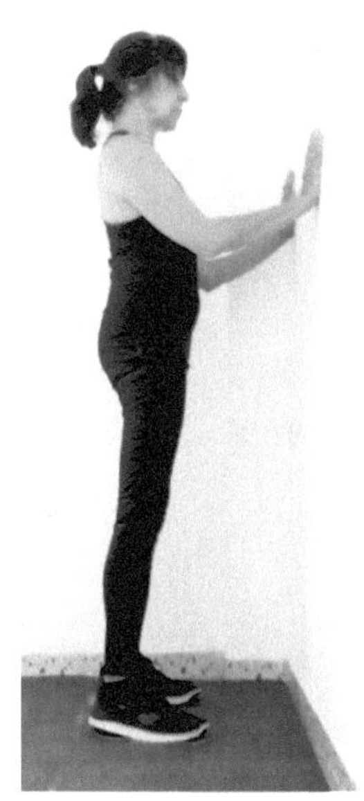

Para comenzar el ejercicio nos colocamos de pie, piernas ligeramente separadas, cuerpo erguido.

De frente a la pared.

Apoyamos ambas manos en la pared, situándolas a la altura del pecho, con brazos en ligera flexión.

Mantenemos una separación respecto a la pared, igual a la distancia que marquen las manos apoyadas y los brazos ligeramente flexionados

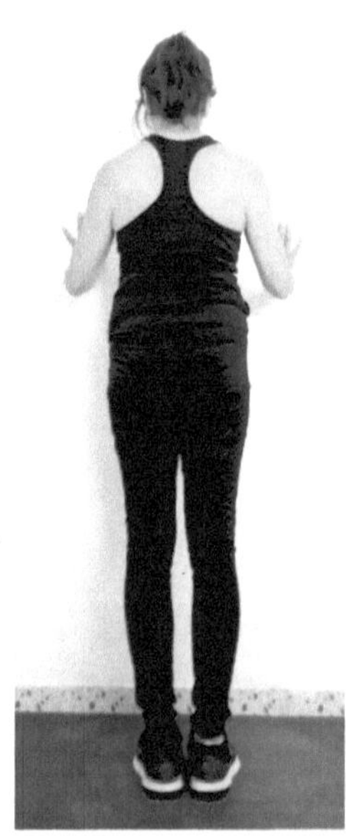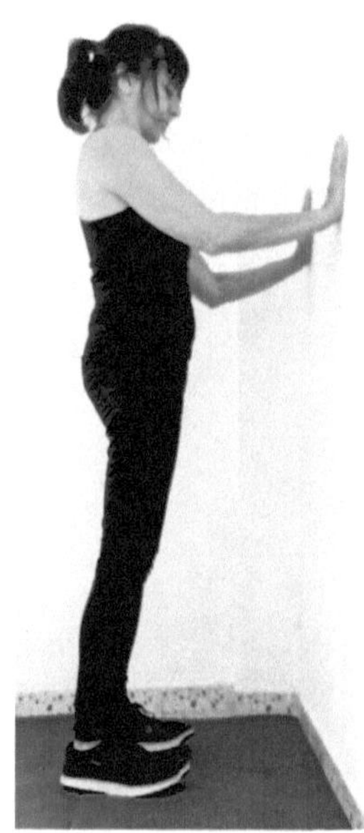

En esta posición realizamos con los brazos y manos una presión sostenida contra la pared, como si la empujáramos o resistiéramos su caída.

Sentimos la tensión que se genera en brazos y tórax. Mantenemos cara y mandíbula relajadas.

Acercamos los omóplatos a la columna vertebral, en dirección al centro de la espalda, para aumentar la fuerza.

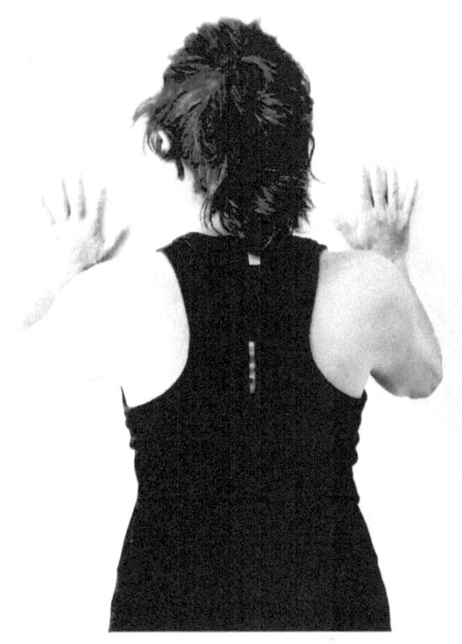

Mantenemos el esfuerzo durante tres segundos.

Descansamos un segundo de la tensión, sin abandonar el apoyo de las manos en la pared.

Repetimos el ejercicio diez veces, descansando un segundo entre cada repetición.

Con estos ejercicios desarrollamos fuerza en brazos, en especial en el músculo bíceps y en la musculatura de la espalda.

Este ejercicio se puede realizar con la variación de separar las manos de la pared, de dos a diez centímetros, para dejarlas caer en el mismo lugar, con un impacto moderado.

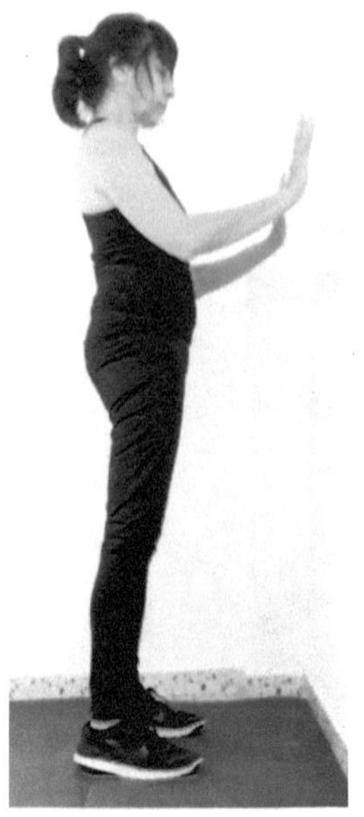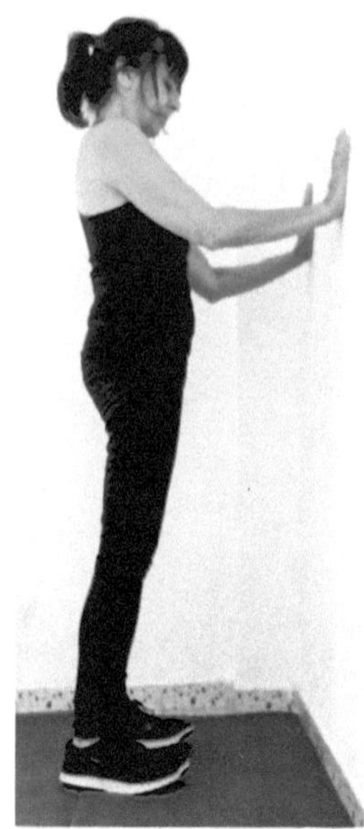

En este caso podemos hacer cinco repeticiones con el apoyo simple de las manos y cinco repeticiones con separación y apoyo con impacto.

Con estos ejercicios generamos vibración y mayor tensión a lo largo de los huesos del brazo y en el tórax, con la consecuente estimulación a la captación de minerales en los huesos.

Es útil observar y sentir, cómo los músculos de la espalda aumentan de tamaño y los omóplatos se acercan a la columna vertebral, por la acción de los músculos que los unen al esqueleto. Los músculos de los brazos también actúan desarrollando fuerza y aumentando su tamaño.

Ejercicio 2
Saltos con piernas juntas

Ejerceremos fuerza muscular, en posición vertical y respetando el eje de gravedad del cuerpo. Produciremos impactos leves al saltar, fortaleceremos músculos de la columna vertebral, pelvis y piernas.

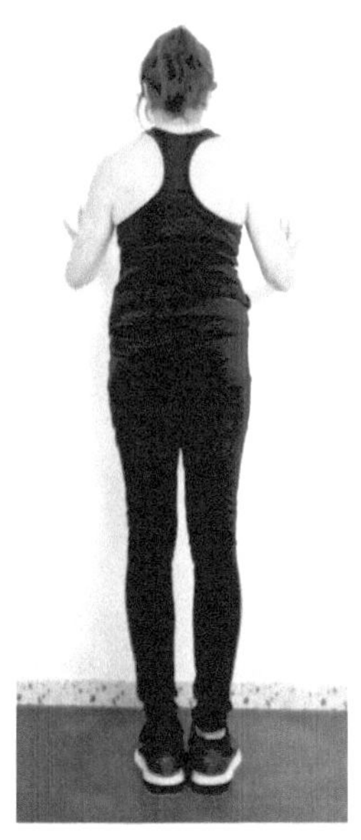

Posición erguida, pies juntos.

De frente a la pared, con una separación igual a la que marquen los brazos en ligera flexión.

Manos apoyadas en la pared a la altura del pecho.

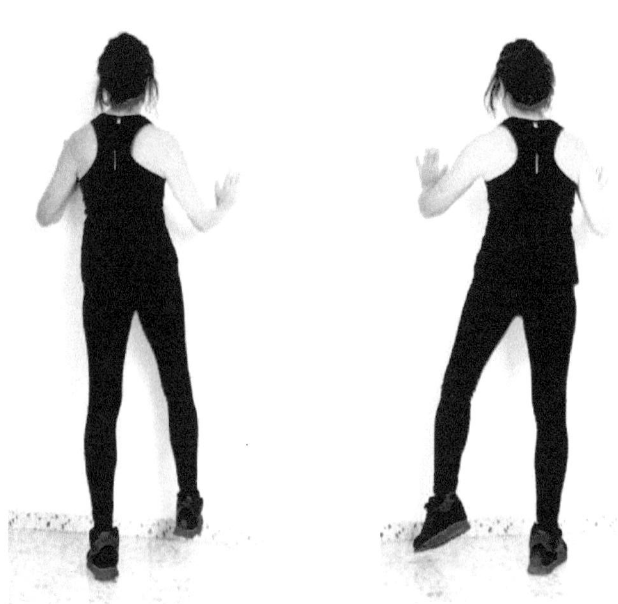

Separando los pies de la superficie de apoyo, entre dos a diez centímetros, efectuamos diez saltos alternando los pies, en forma rítmica.

Estos saltos alternos prepararán el cuerpo para el ejercicio siguiente, ejercitarán la coordinación psicomotriz, calentarán los músculos y ofrecerán un impacto suave.

Volvemos a la posición de partida y efectuamos diez saltos con ambos pies a la vez.

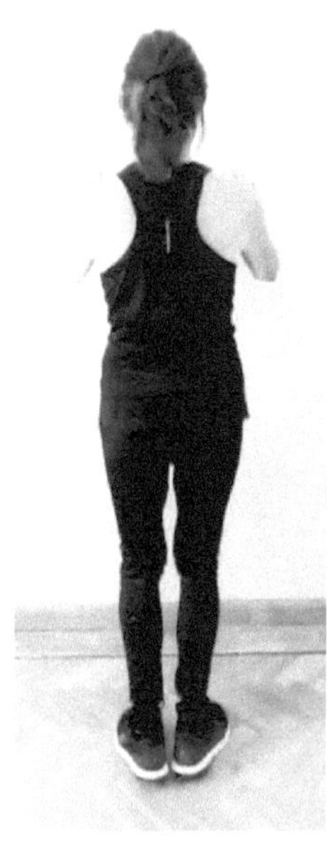
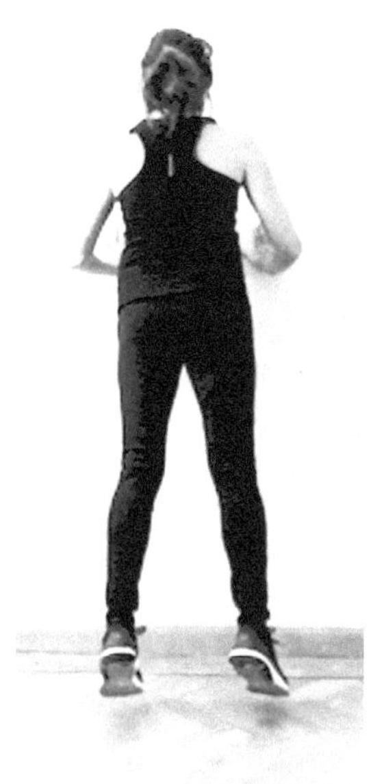

En casos de personas mayores y con una vida sedentaria, empezamos solo con saltos alternos y menor cantidad, para ir poco a poco aumentando cantidad y dificultad, hasta hacer la serie completa.

Si la persona se encuentra con osteoporosis, se puede comenzar reemplazando los saltos por golpes suaves de toda la planta del pie sobre el suelo, en forma alterna.

A medida que se adquiera fuerza, resistencia y confianza, se puede avanzar hacia la serie completa.

Ejercicio 3

Fuerza en espalda y brazos, (tríceps)

Desarrollaremos fuerza en espalda y brazos, en especial en el músculo tríceps.

De pie, cuerpo erguido, de frente a la pared, piernas ligeramente separadas.

Brazos estirados, elevados por encima de la cabeza, ambas manos apoyadas en la pared.

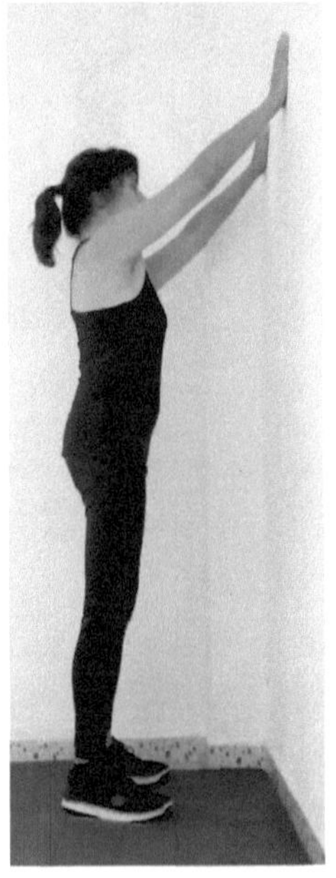
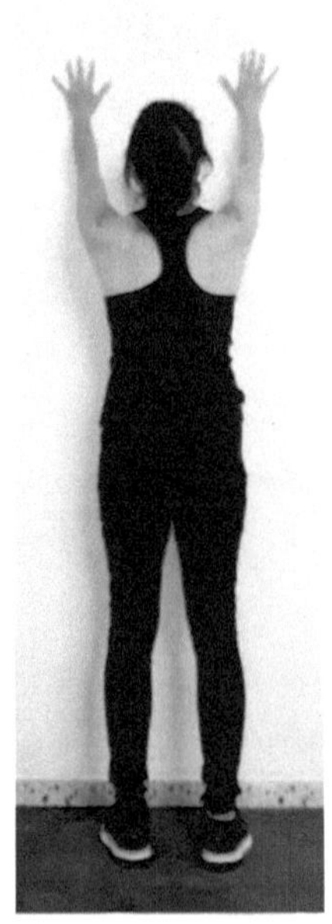

En esta posición realizamos, con brazos y manos, una presión sostenida contra la pared, como si la empujáramos o como si resistiéramos su caída.

El cuerpo se mantiene erguido sin cambiar la posición inicial. Durante tres segundos mantenemos el esfuerzo. Descansamos un segundo de la tensión, sin abandonar el apoyo de las manos.

Repetimos el ejercicio diez veces seguidas, con un segundo de descanso entre cada una.

Este ejercicio se puede realizar con mayor fuerza, con la variación de separar las manos de la pared, de dos a diez centímetros y dejarlas caer en el mismo lugar, ejerciendo un impacto moderado y a la vez resistiendo.

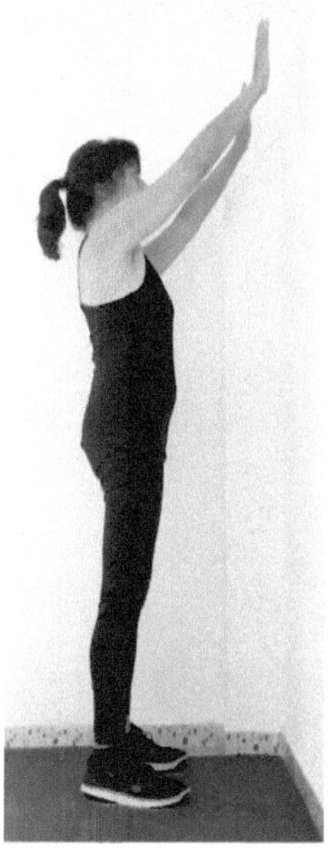 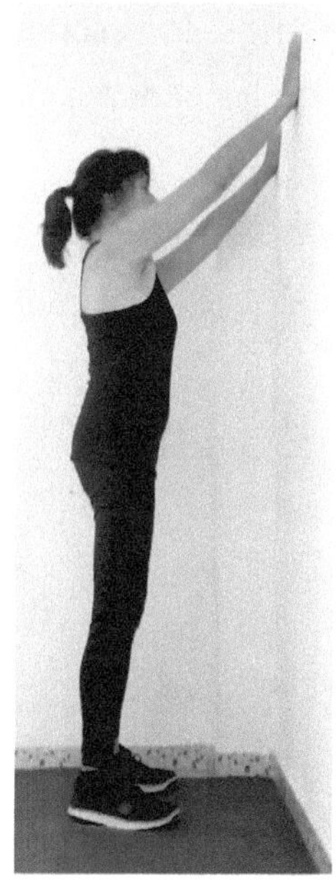

En este caso, podemos hacer cinco repeticiones con el apoyo simple y cinco repeticiones con separación de las manos y apoyo con impacto.

Ejercicio 4
Saltos con piernas separadas

Los saltos en posición con piernas separadas, necesitan mayor esfuerzo que los con piernas juntas, los impactos se propagan en una superficie mayor en la cintura pélvica, favoreciendo el fortalecimiento de sus huesos.

La tensión muscular de cabeza y tronco para producir la elevación aumenta durante el salto, lo que fortalece los músculos y huesos.

Nos colocamos en posición erguida, frente a la pared, con una separación que permita apoyarnos en ella si necesitamos. Pies separados una distancia aproximada del ancho de las caderas.

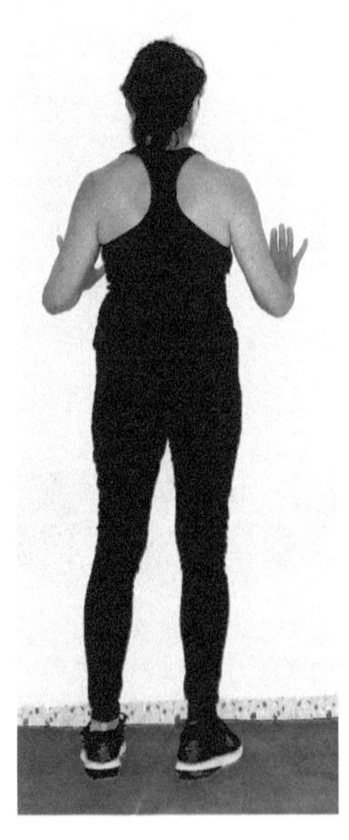

Separando los pies de la superficie de apoyo, entre dos a diez centímetros, efectuamos diez saltos alternando los pies de manera rítmica. Estos saltos alternos, estimulan la coordinación de los movimientos y dan calor al cuerpo, preparándolo para el ejercicio siguiente.

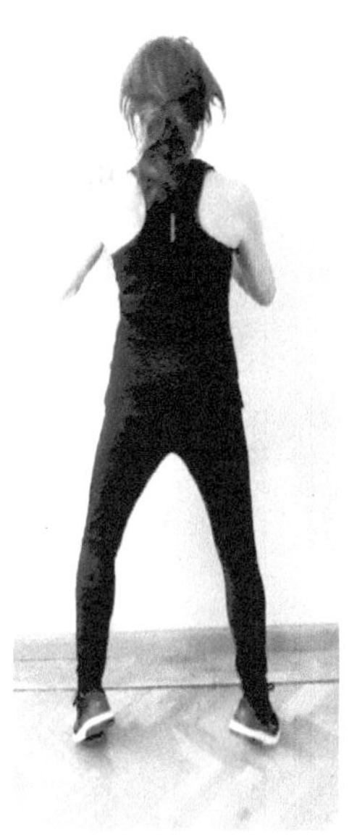 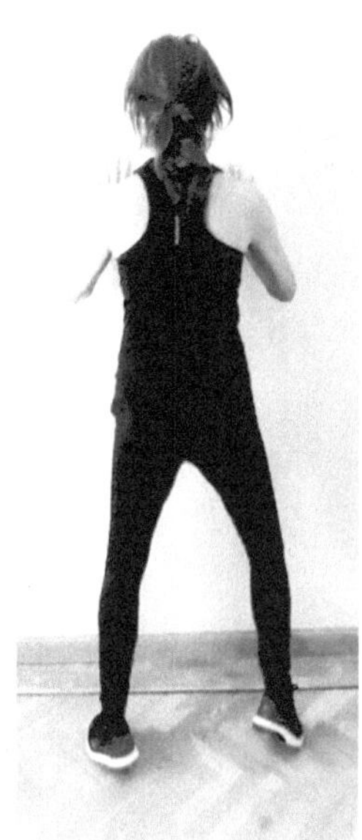

Al terminar los saltos alternos, volvemos a la posición de partida.

Nos preparamos para realizar saltos con las dos piernas a la vez. Realizamos diez saltos seguidos.

Los saltos con ambas piernas a la vez, se pueden ir incorporando poco a poco, ya que requieren de mayor esfuerzo que el ejercicio anterior. Se puede comenzar con cinco saltos alternos y proseguir con cinco saltos simultáneos. Como meta, llegar a realizar diez saltos alternos y diez simultáneos.

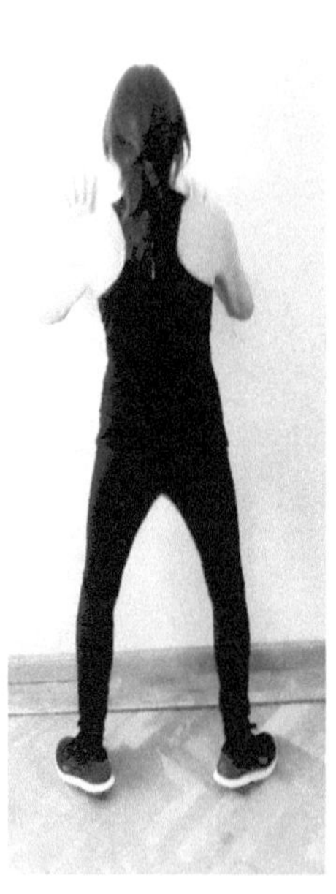 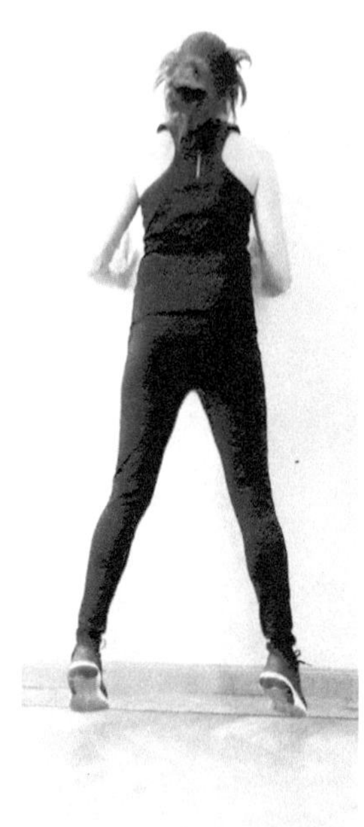

El impacto de los pies al caer, será mayor que en los saltos alternos, aumentará el gasto energético y la sensación de calor que se generará, nos dará vitalidad.
Las sacudidas del cuerpo que se producen durante los saltos, favorecen la mejor disposición de intestinos y otros órganos en sus espacios.

En casos de personas mayores y con una vida sedentaria, empezaremos con menos cantidad y solo saltos alternos, para ir poco a poco aumentando la cantidad, hasta hacer la serie completa.

Si la persona se encuentra con osteoporosis, puede comenzar solo con golpes suaves de toda la planta del pie sobre el suelo, en forma alterna. A medida que adquiera fuerza, resistencia y confianza, se puede avanzar hacia la serie completa.

En casos de osteoporosis avanzada o grave, consulte a su médica o médico.

Con los saltos, éjercemos tensión de toda la musculatura en el eje de gravedad del cuerpo, fortalecemos músculos de la columna vertebral, pelvis y piernas, en especial aductores y abductores y provocamos impactos que se trasmiten en dirección al trocánter mayor del fémur, hueso que se ve afectado frecuentemente en la osteoporosis.

Ejercicio 5
Fuerza en tronco y brazos, (deltoides)

Con estos ejercicios nos proponemos crear tensión y fuerza muscular en el tronco y zona de costillas, en especial en músculos serratos. Ayudarán a desarrollar fuerza en brazos, en especial en el músculo deltoides.

Nos colocamos en posición de pie, cuerpo erguido, en situación de lado respecto a la pared, piernas ligeramente separadas. El brazo del lado de la pared estirado, elevado a la altura del hombro, dibujando una línea recta con él.

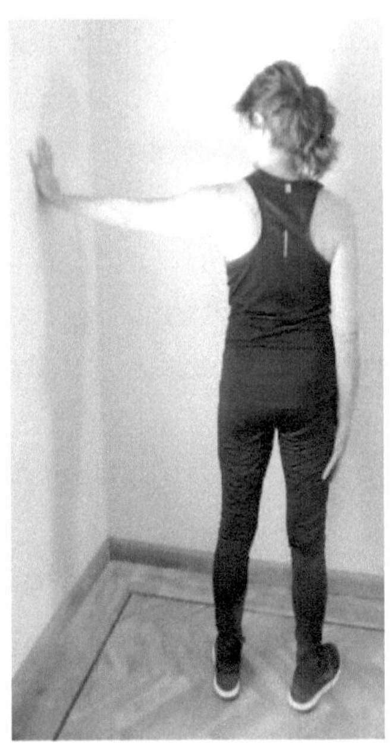

En esta posición, realizamos con el brazo y la mano una presión sostenida contra la pared, como si la empujáramos o como si resistiéramos su caída.

El cuerpo se mantiene erguido, sin cambiar la posición inicial. Mantenemos el esfuerzo durante tres segundos.

De esta forma generamos una tensión en el brazo, especialmente en el músculo deltoides, la que se trasmite a la caja torácica.

Descansar un segundo de la tensión sin abandonar el apoyo de la mano en la pared.

Repetir el ejercicio diez veces seguidas, descansando un segundo entre cada una.

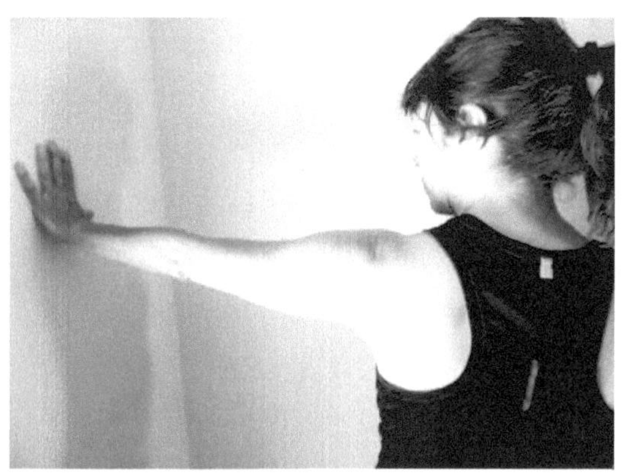

Al hacer la presión contra la pared, debemos evitar que el codo se flexione mientras realizamos la tensión.

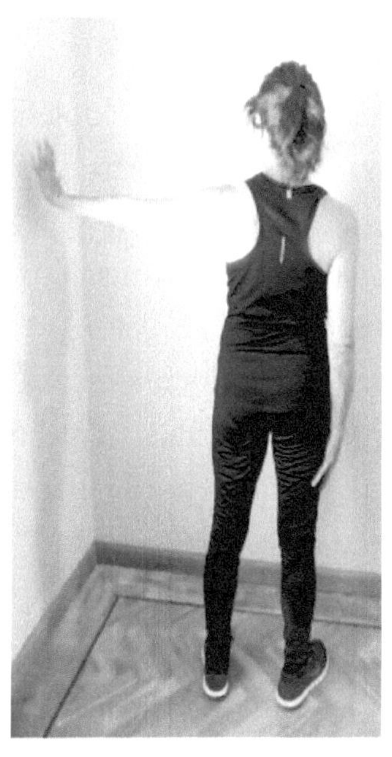 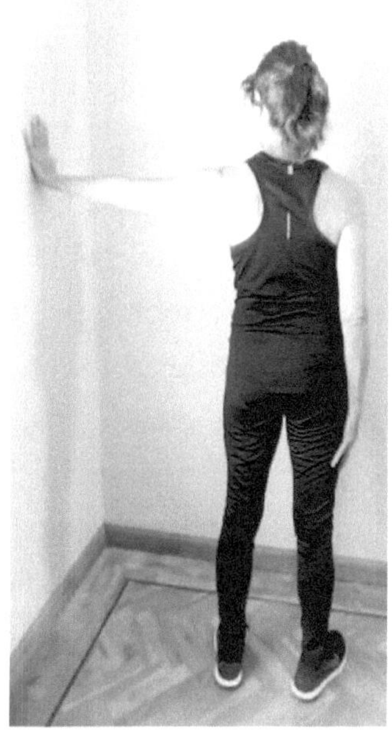

Podemos realizar este ejercicio, para aumentar la fuerza, con la variación de separar la mano de la pared, de dos a diez centímetros, para dejarla caer en el mismo lugar, con un impacto moderado a la vez que hacemos resistencia.

En este caso, efectuamos cinco repeticiones con apoyo simple y cinco repeticiones con separación de las manos y apoyo con impacto.

Este ejercicio fortalece y da tono a la musculatura del brazo, en especial al músculo deltoides, a omóplatos, tórax, y a la musculatura que se encuentra en el pecho, entre las costillas, encargada de expandirlas durante la respiración. La fuerza se trasmite lateralmente a la cintura escapular y a la columna vertebral.

Ejercicio 6
Saltos con pierna adelantada

Este ejercicio requiere de esfuerzo, tiene como objetivo, ejercer tensión en el eje de la gravedad del cuerpo, producir impactos al saltar en dirección al suelo pélvico, hueso sacro, vertebras lumbares y fortalecer músculos de la columna vertebral, pelvis y piernas.

Al saltar en esta posición, las fuerzas, principalmente, se ejercen desde cuádriceps, femorales y glúteos, en dirección al pubis y al suelo pélvico, trasmitiéndose hacia la columna vertebral y tórax, llegando a la cabeza.

Las vibraciones y sacudidas que se producen con los saltos, se expanden por todo el cuerpo.

Nos colocamos en posición erguida, frente a la pared con una separación que nos permita apoyarnos en ella, lo que utilizaremos si lo creemos necesario.

Piernas separadas en dirección adelante y atrás.

Pies separados a una distancia aproximada del ancho de las caderas. Si comenzamos los saltos con pierna derecha adelante, al repetir la serie invertimos la posición colocando la izquierda adelante.

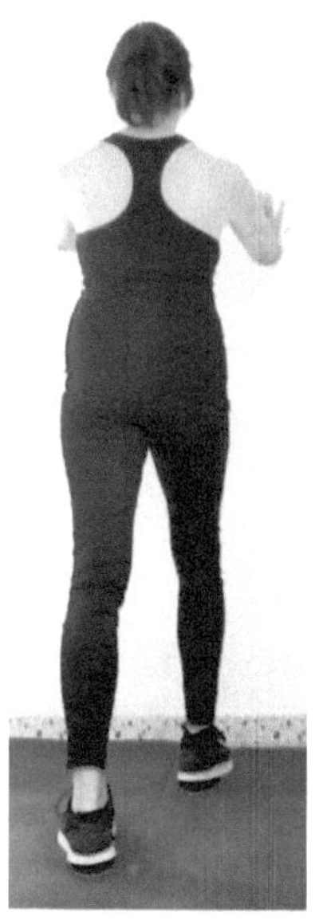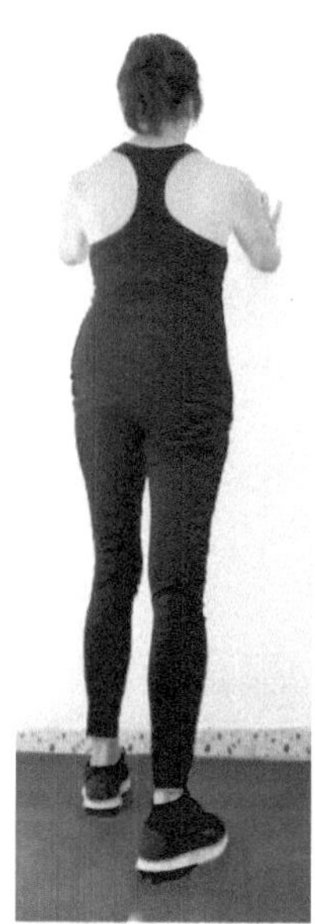

Elevando los pies de la superficie de apoyo, entre dos y diez centímetros de altura, efectuamos diez saltos alternando ambos pies de forma rítmica.

Procuramos que al apoyar el pie contra el suelo al caer, se produzca un impacto moderado, importante para producir vibraciones en los huesos, las que les favorecen.

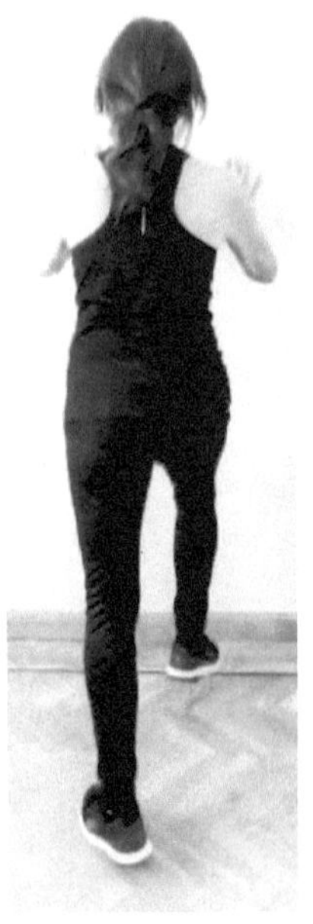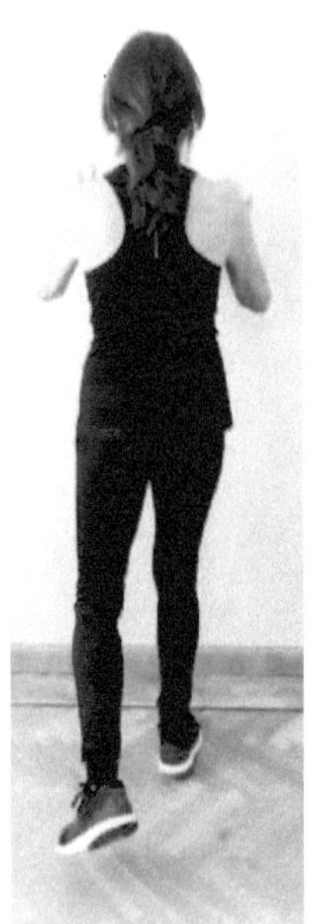

Efectuamos diez saltos seguidos alternando piernas.

Al terminar la serie de saltos con piernas alternas, volvemos a la posición de partida.

Con estos saltos, fortaleceremos músculos de la columna vertebral, abdominales, glúteos, pelvis y piernas.

El ejercicio producirá calor y beneficiosas sacudidas del cuerpo, que desde la pelvis se propagarán a tórax y por la columna vertebral llegarán hasta la cabeza.

La sensación de calor y las sacudidas pueden resultar incómodas y desconocidas, no nos dejemos intimidar por ello, debemos recibirlas con alegría, pues son un signo de vitalidad.

Volvemos a la posición inicial, distribuyendo el peso del cuerpo en el eje de la gravedad. Descansamos dos segundos.

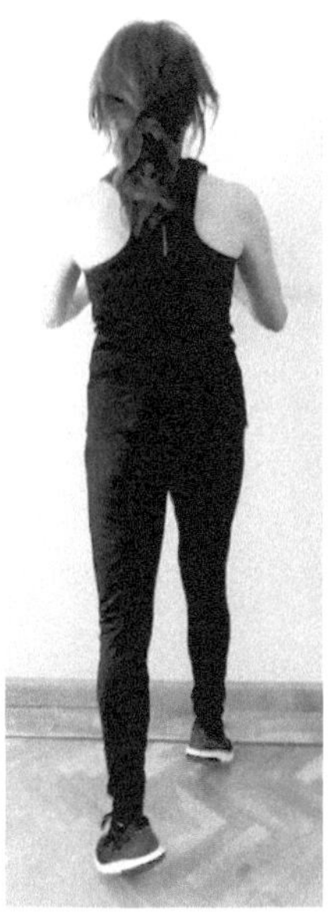

Desde la posición de partida, realizamos diez saltos con ambas pierna a la vez. Descansamos mientras cambiamos la posición de las piernas y repetimos la serie de saltos.

Los saltos con ambas piernas en esta posición, requieren más esfuerzo que en los saltos alternos, por lo que aumentará el gasto de energía, la sensación de calor será mayor y la respiración se hará más intensa.

Los músculos aumentarán las fuerzas y tensiones sobre los huesos, favoreciendo el aumento de la densidad ósea.

6

¿CÓMO PUEDO SENTIRME EN PLENITUD?

CINCO MINUTOS DE BIENESTAR Y EMPODERAMIENTO

DISFRUTAR EL CUERPO
POSIBILIDADES DE MOVIMIENTO.

Es necesario considerar el cuerpo como una totalidad y trabajar aunque sea brevemente todos sus aspectos.

Nuestro cuerpo busca la armonía y la cadencia en los movimientos. Nos proponemos liberar el cuerpo en el movimiento profundo y creativo.

El cuerpo humano puede hacer movimientos de grandes palancas, como las flexiones y extensiones de rodillas, codos, hombros, pelvis. Parte de estos movimientos los realizamos en los ejercicios anteriores.

Otros movimientos menos espectaculares, aunque muy necesarios para nuestra salud física y psíquica, son los de pequeñas articulaciones, como las de esternón con costillas, vértebras entre sí, vértebras con costillas, articulación de cadera con piernas y las articulaciones que corresponden al suelo pélvico.

Estas complejas articulaciones, están activadas por pequeños y potentes músculos, capaces tanto de sostener como de dar flexibilidad y movimiento a estructuras encargadas de funciones vitales, como la respiración, excreción, sexualidad, etc.

La importancia de estos movimientos es mayúscula, pues ayudan a regular funciones vitales, despiertan sensaciones y emociones vinculadas con la supervivencia.

Para ello haré una propuesta sencilla y enriquecedora, que consiste en activar estas articulaciones y músculos de manera paulatina, con movimientos fáciles y agradables.

Si nos colocamos de pie, en el centro o en algún sitio definido de la habitación en la que nos encontramos y la observamos, vemos que generalmente, ésta posee ángulos en las esquinas del techo y suelo.

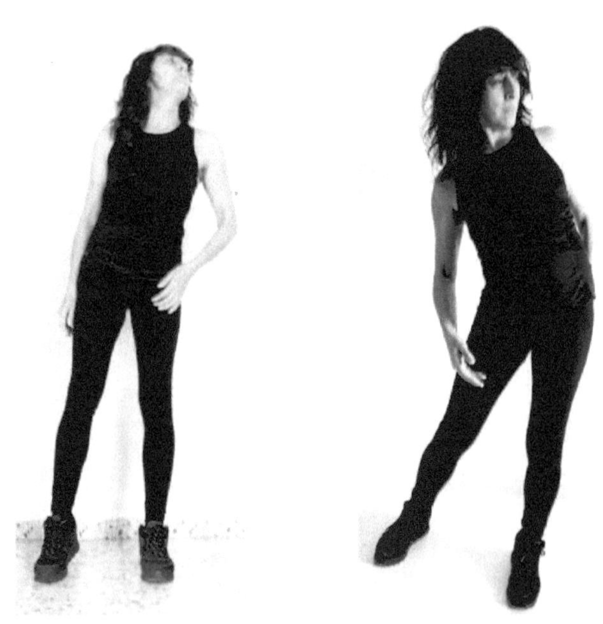

La tarea consiste en llevar tanto hombros como caderas en dirección hacia esos ángulos y esquinas, para generar movimientos, en los que estas articulaciones tengán que moverse necesariamente.

Movimientos de la cintura escapular

Nos colocamos de pie en el centro del lugar en que nos encontramos. Elegimos un ángulo de la habitación y centrándonos en un hombro lo orientamos hacia allí.

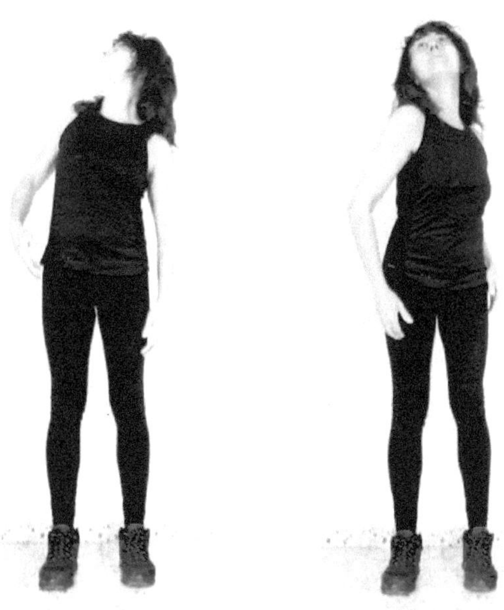

Proyectamos el hombro con pequeños movimientos hacia el sitio elegido, de esta manera, cintura escapular y costillas se movilizan también en esa dirección, arrastrando consigo el resto del cuerpo.

Una vez explorado hasta dónde podemos llegar con nuestro hombro, cambiamos la orientación, eligiendo otro ángulo de la habitación.

El hombro se mueve lento, proyectándose, explorando en dirección arriba, abajo, atrás, adelante, buscando ángulos opuestos.

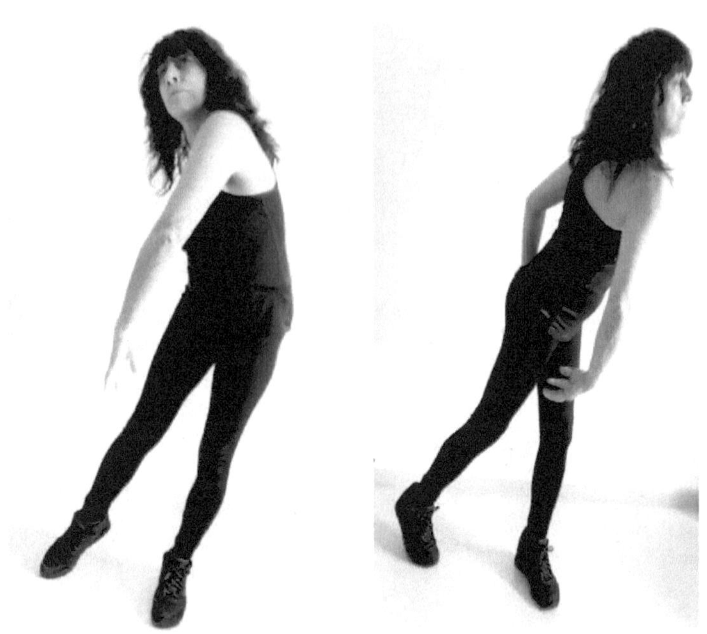

Es posible trabajar con un solo hombro primero, descubriendo las diferentes proyecciones, o podemos explorar una proyección con un hombro y luego con el otro.
La cabeza y la columna vertebral se estirarán, acompañando al hombro hacia el sitio elegido. Además de un trabajo de liberación del movimiento, se realiza un profundo ejercicio de estiramiento muscular y flexibilidad.

Si dejamos que la intención de búsqueda del objetivo nos motive, los movimientos se irán produciendo en forma fluida y sin esfuerzo.

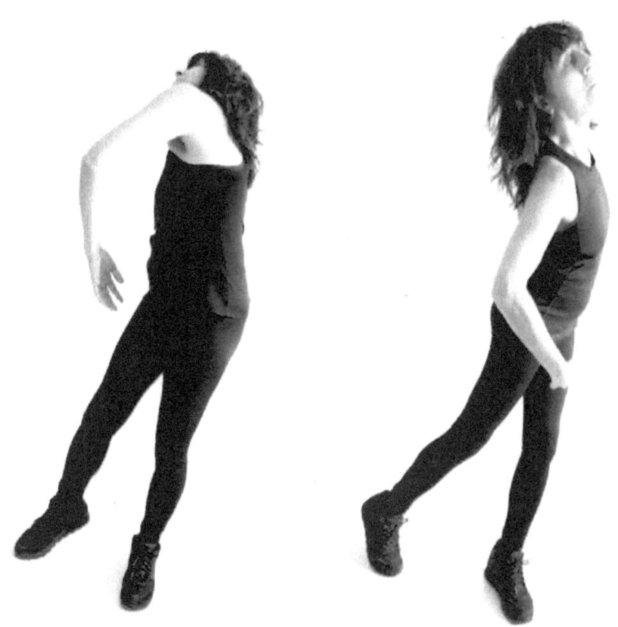

Dedicamos un mínimo de dos a tres minutos a esta fácil y gratificante experiencia, disfrutándola.

Los movimientos que se generen, estimularán la percepción del cuerpo, produciendo bienestar, estimulando hormonas de placer y juventud. Sentir que el cuerpo está lleno de vida y que responde a nuestra voluntad de movimiento, genera autoestima.

Movimientos de la cintura pélvica

Usaremos igual estrategia que en el ejercicio anterior, para movilizar la cintura pélvica. Proyectaremos con pequeños movimientos, una cadera primero y luego la otra, hacia los diferentes ángulos de la habitación.

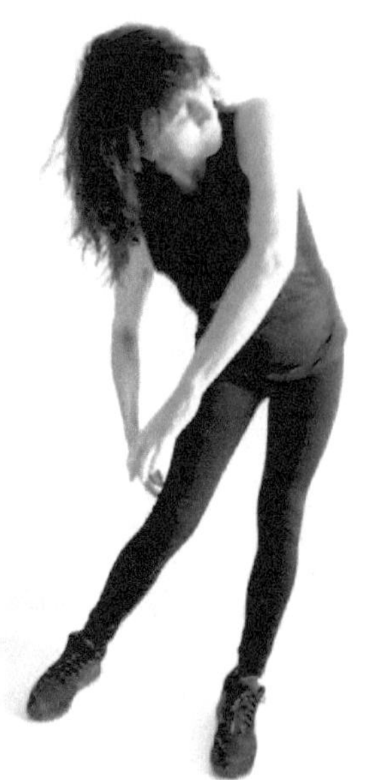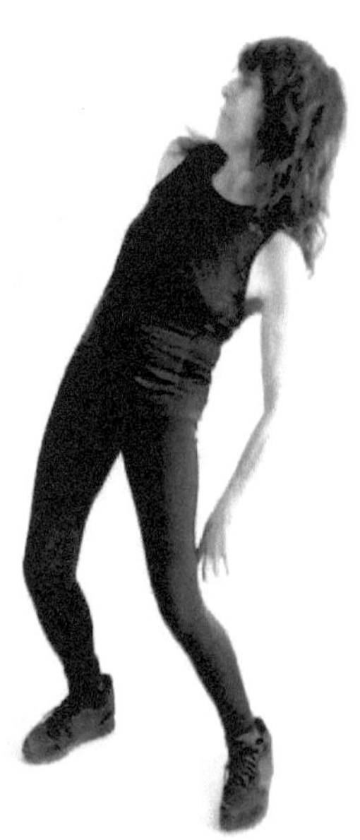

Movemos la cadera hacia un ángulo de la habitación, relajamos un momento y movemos nuevamente exigiendo un poco más y más, así irán cediendo los músculos poco a poco, sin esfuerzo, en un juego de relajación y tensión.

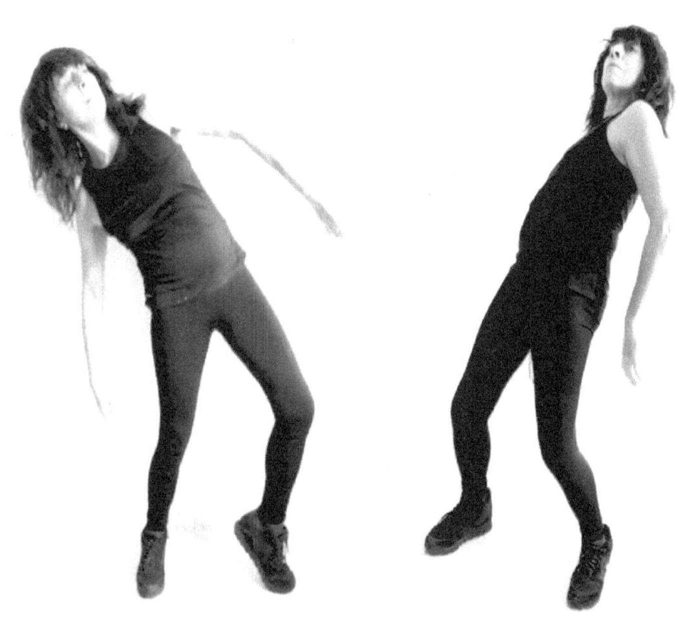

Cambiamos el movimiento hacia otra dirección con la misma cadera y realizamos el mismo juego de proyección. Exploramos un mínimo de cuatro direcciones hacia ángulos de la habitación. De esta manera se pondrá en acción la musculatura profunda del suelo pélvico y de la unión de la cadera con la columna vertebral.

Realizamos los mismos movimientos y similares proyecciones con la otra cadera, centrando la atención y proyectando en forma más específica las crestas ilíacas, el pubis, el hueso sacro y la articulación de cadera con piernas. Tomando conciencia de esas zonas, las proyectamos en diferentes direcciones.

Sintiendo cómo se activan los músculos y cómo éstos generan a su vez, nuevos pequeños e intensos movimientos, disfrutaremos dejándonos llevar por el placer y la creación.

Integrar movimientos

Una vez liberadas cintura escapular y cintura pélvica, ya estamos preparadas, preparados, para disfrutar y coordinar los movimientos de ambas cinturas.

Proyectamos aleatoriamente hacia distintos ángulos de la habitación, hombros alternando con caderas, usando la experiencia asimilada en los movimientos anteriores y dejándonos llevar por el placer del movimiento.

Nos llegará a sorprender las variadas posibilidades que tiene nuestro cuerpo, capaz de generar su propia danza.

Cuando tengamos la vivencia de una grata liberación, es el momento de desplazarnos por el espacio y agregar música a esta experiencia.

¡A Disfrutar!, que el placer y el movimiento se encargarán de generar salud.

Resumen

Recordando de forma breve la serie de
**QUINCE MINUTOS
DE EJERCICIOS SENCILLOS**

**"STOP OSTEOPOROSIS"
PREVENIR Y MEJORAR**

Para ver filmada la demostración de los ejercicios, ordenados por páginas, la encuentras en los enlaces a YouTube, en la web:
https://www.enriquetamartinezweiss.com

TRES MINUTOS
DE EJERCICIOS DE PERCEPCIÓN Y
CONCIENCIA CORPORAL

Sentir el cuerpo contra la pared.

Auto masaje en cintura escapular: omóplatos.

Auto masaje en cintura pélvica: glúteos y sacro.

Integrar los dos masajes.
Percibir y sentir todo el cuerpo.

DOS MINUTOS
PARA ACTIVAR LA POSTURA CORRECTA

Apoyo de espalda y cabeza en la pared.
Elevar cabeza.
Toma de conciencia.

CINCO MINUTOS
PARA ACTIVAR Y FLEXIBILIZAR EL CUERPO

Correr en el sitio.

Giro de tronco, brazos cruzados en el pecho.
Giro de tronco, brazos cruzados en la espalda.

Balanceo de piernas adelante y atrás.
Elevación lateral de piernas.

CINCO MINUTOS
DE FUERZA MUSCULAR

Frente a la pared, brazos flexionados, manos apoyadas en la pared a la altura del pecho, hacer resistencias.

Piernas juntas, saltos alternos y simultáneos

Frente a la pared, brazos estirados y elevados, manos apoyadas en la pared, hacer resistencias.

Piernas separadas, saltos alternos y simultáneos.

Lateral a la pared, brazo estirado a la altura del hombro, mano apoyada en la pared, hacer resistencias.

Piernas separadas, situadas una adelante y la otra atrás, saltos alternos y simultáneos.

CINCO MINUTOS
DE BIENESTAR Y EMPODERAMIENTO

Movilizar hombros.
Movilizar caderas.
Integrar ambos movimientos.

Sobre la autora

Enriqueta Martínez Weiss, tiene una extensa formación en el campo de la danza, educación física, técnicas de trabajo corporal y reeducación neuromotriz. Sus estudios de psicología y su especialidad en psicomotricidad complementan su capacitación y generan respuestas a su preocupación por el cuidado del cuerpo en todos sus aspectos.

Su dedicación a la docencia, abarca desde el nivel superior, el trabajo con niños, niñas, adolescentes, adultos, adultas y la educación del movimiento corporal en personas con dificultades motoras, neurológicas, de audición y visión. El trabajo con grupos de mujeres, niños y niñas en situación de maltrato y con colectivos en situación de exclusión, ha reforzado su creencia de que el cuerpo es nuestra única pertenencia, por lo que es importante protegerlo, a nivel individual y social.

Propicia que ambos géneros necesitan, cuidar, amar y disfrutar de sus cuerpos, lo que genera conciencia para cuidar y respetar a otros cuerpos.

Nace en 1945, sus estudios, formación docente y gran parte de su trabajo transcurre en Argentina. A los cuarenta años se traslada a España donde continúa trabajando en diversas instituciones y a nivel privado, país en el que se encuentra radicada en este momento.

Actualmente desarrolla trabajos de investigación, divulgación y formación, publicando libros y material didáctico, dictando cursos y seminarios.

https://www.enriquetamartinezweiss.com

Bibliografía

ALFONSO M., CALLEJA A. et al. (2002). Clínica Universitaria de Navarra. *Osteoporosis. Mejora la salud de tus huesos.* Ed. Everest. León.

CASTELO-BRANCO HAYA PALAZUELOS, C. J. (2004). *Osteoporosis y menopausia.* Editorial Médica Panamericana. Madrid.

LÓPEZ CHICHARRO, J. (2014).*Actividad física aplicada a la osteoporosis.* Elsevier. España;

GARCÍA ROLLAN, M. (1990). *Alimentación humana, errores y sus consecuencias.* Mundi-prensa. Madrid.

PALACIOS GIL CASTAÑO, S. (2009). *Comprender la osteoporosis.* Amat editorial. Navarra.

MAYES, K. (2010). *La osteoporosis, cómo aliviar los síntomas y vivir mejor.* Ediciones Oniro.

Ministerio de sanidad y políticas sociales y de igualdad. (2010). *Guía práctica clínica sobre osteoporosis y prevención de fracturas por fragilidad.*

XHAEDEZ, Y. (2012). *Vademécum de fisioterapia y de reeducación funcional.* El Ateneo.

COMPSTON, J. (2000). *La osteoporosis.* Ediciones B. Barcelona.

HERRERA RODRIGUEZ, A. (2017). *La osteoporosis, la epidemia silenciosa del siglo xxi.* Editorial Prensas de la Universidad de Zaragoza.

BASSEY, J., DINAN S. (2002). *Cómo fortalecer los huesos, ejercicios para prevenir la osteoporosis y evitar fracturas.* Ediciones Parramón.

CASTAÑEDA SUARDÍAZ, J. G., MILENA ABRIL, A., RAMOS HERNÁNDEZ, M. (2017). T. *Fisiología endocrina en ciencias de la salud*. Editorial: Servicio de publicaciones de la Universidad de la Laguna.

CEVALLOS ATIENZA, R. (2016). *Trastornos del metabolismo del calcio*. Formación Alcalá.

ASCENCIO PERALTA, C. (2011). *Fisiología de la nutrición*. Editorial McGraw-Hill Interamericana de España.

INSTITUTOS NACIONALES DE LA SALUD. *El calcio y la vitamina D: importantes a toda edad*. (2015). Centro Nacional de información sobre la Osteoporosis y las Enfermedades Óseas. EE.UU.

Agradecimientos

Mi más sincero agradecimiento a amigas, amigos y
familiares, que desinteresadamente aportaron
con sus conocimientos y materiales,
para el nacimiento de este libro.

www.ingramcontent.com/pod-product-compliance
Lightning Source LLC
LaVergne TN
LVHW090007180726
843489LV00001B/425